U0237845

疾病诊疗策略优化方法
——基于深度强化学习

李登峰　李天皓　张　倩　著

科学出版社
北京

内 容 简 介

本书是一部着重阐述以深度学习与强化学习为代表的人工智能技术在医疗领域应用的学术专著。在简单介绍机器学习、深度学习、强化学习、多智能体强化学习、深度强化学习、生成对抗网络等理论与方法的基础上，着重阐述生成对抗网络可解释性深度学习的患者死亡风险预测算法、多疾病诊断关联分析算法、多疾病诊疗策略优化的多智能体并行合作与层级合作强化学习算法等。通过典型的具体实验设计，详细介绍电子健康记录驱动的深度学习与多智能体强化学习对疾病诊疗策略优化的完整过程，并对所提出的疾病诊疗策略优化算法的有效性、优越性进行对比研究与验证分析。

本书可供管理科学、人工智能、智慧医疗、信息系统、系统工程、公共卫生、智能决策科学等学科或专业的教师、博士后、博士研究生、硕士研究生等作为学术、科研的参考书或辅助教材。

图书在版编目（CIP）数据

疾病诊疗策略优化方法：基于深度强化学习 / 李登峰，李天皓，张倩著. -- 北京：科学出版社，2024. 12. -- ISBN 978-7-03-080405-1

Ⅰ. R319

中国国家版本馆 CIP 数据核字第 2024CA9338 号

责任编辑：邓　娟/责任校对：王晓茜
责任印制：张　伟/封面设计：有道文化

科学出版社 出版
北京东黄城根北街 16 号
邮政编码：100717
http://www.sciencep.com
北京中科印刷有限公司印刷
科学出版社发行　各地新华书店经销
*
2024 年 12 月第 一 版　开本：720×1000　1/16
2024 年 12 月第一次印刷　印张：9 1/2
字数：192 000
定价：118.00 元
（如有印装质量问题，我社负责调换）

前　言

随着科学技术的成熟和医疗决策的需要，智能决策技术在医疗中的应用越来越广泛，最典型的应用便是在疾病临床诊断和治疗方面。以深度学习与强化学习为代表的人工智能技术在疾病诊疗领域已超越人类医师的诊疗水平。目前，医疗数据应用的主要挑战之一是如何将权威临床医生及其知识融入医疗研究与诊疗过程中，以提高研究结果的可靠性，从而进一步提高疾病诊疗的准确性与效率。基于模型的深度强化学习，可以将临床医生的诊疗手段融入强化学习环境，实现真实的临床策略经验优化。不同于传统强化学习过程需要对环境进行随机实验，深度强化学习可以对环境进行模拟，从而减少对真实样本特别是复杂医疗场景的真实样本的获取成本消耗。简而言之，深度强化学习在疾病治疗决策优化方面具有巨大的潜力。

深度学习和强化学习相结合所产生的深度强化学习，相比于深度学习或强化学习，学习能力得到进一步增强。深度强化学习的建模过程依然遵循马尔可夫决策过程。通常，马尔可夫决策过程需要对状态、动作、奖励函数、状态转移概率等元素进行刻画与描述。针对不同的医疗研究问题，可将其构建为马尔可夫决策模型，从而利用强化学习进行相应的实验。按照智能体的数量分类，强化学习可以分为单智能体强化学习和多智能体强化学习。疾病多样性与诊疗复杂性使得传统单智能体强化学习无法适应于医疗过程中的疾病治疗决策问题，多智能体强化学习成为解决这类问题的重要方法之一。多智能体强化学习在解决多疾病诊疗问题上，具有灵活性、协作性、鲁棒性等特点。多智能体强化学习可以通过增加智能体数量、布设智能体位置等，有效地减少单智能体的偏见与错误，从而提高诊疗效果。

本书以目前最大的电子健康记录（electronic health record，EHR）数据库——重症监护医学信息数据库（Medical Information Mart for Intensive Care，MIMIC）作为医疗数据的来源，主要运用人工智能技术的代表性算法——深度学习与强化学习，对医疗过程中的疾病治疗决策问题与疾病诊疗策略进行挖掘、分析及建模，从而提出疾病诊疗策略的优化方法，并从多智能体的并行（横向）、层级（纵向）关系，形成一套完整的多智能体强化学习疾病诊疗策略优化理论与方法。本书提出的理论与模型在 MIMIC 的医疗数据中得到了验证，读者也可以根据本书所介绍的实验流程自行在原始数据集或其他数据集中进行相应的学习和实验。

本书分为六章。第 1 章介绍本书所需的基本概念与算法，包括机器学习、深度学习与强化学习三个方面，详细阐述了机器学习和深度学习的主要算法、强化学习的组成要素、马尔可夫决策过程、多智能体的概念及应用等。第 2 章阐述生成对抗网络可解释性深度学习的患者死亡风险预测算法，论述患者死亡风险的预测问题，主要包括患者特征的提取、生成对抗网络对不平衡医疗数据集的应用以及对死亡风险的可解释性归因等。第 3 章针对多疾病诊断面临的问题，从关联性和多疾病病情缓急顺序两个角度进行分析。首先，利用 Apriori 算法挖掘疾病的关联规则，发现患者群体中所患疾病的相关关系。其次，采用多疾病分类器链诊断算法，挖掘疾病的病情缓急顺序性，从而提示临床诊断中可能存在的疾病主次关系。第 4 章针对疾病治疗策略优化问题，通过状态、动作、奖励函数、状态转移概率等要素，建立相应的强化学习环境，实现对糖尿病患者胰岛素用药的决策优化。除了采用单智能体强化学习模型，第 4 章还引入合作多智能体强化学习算法，针对每个患者的状态，多智能体通过加权合作共同给出合理的疾病治疗剂量，改善患者的最终血糖浓度，从而为临床疾病治疗决策提供辅助信息。不同于第 4 章的多智能体线性加权合作方式，第 5 章采用并行合作的多智能体非线性加权方式，这一方式更加适用于复杂的多疾病连续治疗决策环境。通过利用非线性加权方法，优化临床医生的疾病治疗策略，使糖尿病患者的最终血糖浓度和整体的死亡率有明显的改善。在第 4 章、第 5 章的基础上，第 6 章提出多智能体层级合作强化学习模型，并进行多疾病连续治疗策略优化。多智能体层级合作模型通过分层强化学习方法，将上下级的智能体进行联合学习，上级智能体负责给出治疗目标，下级智能体则根据给定的治疗目标和上级智能体给出的治疗目标更新策略，最终得到优化后的疾病治疗策略。该方法可以将脓毒症患者的死亡率明显降低，并优于传统多智能体模型的疾病治疗结果，在不同状态的疾病治疗策略上展示了多智能体层级合作模型的潜力。本书依托大型的 EHR，验证所提出的模型与方法的有效性，可以为读者提供示范性实验操作。本书的重点是创建和发展深度学习、强化学习在医疗领域的研究范式和分析方法。

　　本书以疾病诊断与治疗策略优化应用为主，详细阐述如何利用 EHR 和深度强化学习对患者进行疾病诊断与治疗，书中的研究结论可为人类医师在诊疗患者疾病中提供相应的提示、建议和决策辅助。

　　本书的研究成果受到科技创新 2030—"新一代人工智能"重大项目"非完全信息条件下的博弈决策"课题（2018AAA0101003）"大规模动态对抗学习的信息表示、交互和协调"的资助，谨致谢意。感谢费巍副教授所做的辅助性工作。感谢书中所列参考文献的所有作者。

　　本书若能起到抛砖引玉的作用，作者将感到十分欣慰。由于书中的绝大部分内容均为作者近年来的学术见解以及思考和探索的结果，难免存在有待进一步完善与改进之处，敬请广大读者与同行专家批评指正。

目　录

第1章 机器学习、深度学习与强化学习

1.1 机 器 学 习

在大数据时代下，物联网数据、社交数据、商业数据、健康数据等数值、文本、图像、视频、音频类型的数据激增，数据的价值也日益增大[1]。机器学习（machine learning，ML）作为人工智能（artificial intelligence，AI）技术的重要组成部分，通过使用统计学习方法，并利用数据和经验学习对目标任务进行预判和决策[2]。如今，机器学习的相关算法已经被成功应用于医疗保健[3]、金融交易[4]、教育教学[5]等各个领域，用以完成预测、分类、聚类等不同类型的任务。根据训练数据的类型和标签的可用性，机器学习可进一步分为监督学习、无监督学习[6]。

1.1.1 监督学习

监督学习是指通过利用带有标签的数据，学习输入数据与输出数据之间的最佳函数或映射关系。监督学习获得的映射关系可以有多种不同形式，如决策树（decision tree，DT）、随机森林（random forest，RF）、神经网络等。

顾名思义，DT 是一种树形结构，由节点和分支（树枝）组成，如图 1-1 所示。节点表示对属性（或特征）的判定，分支表示判定条件（或准则），最终的决策结果由叶节点（终端节点）表示。对于给定的样本集，DT 根据样本属性从根节点开始选择属性进行判定与决策，对于每个分支中的判定条件，按照其数值属性与阈值进行比较，或按照标签属性进行比较。内部节点选择用于拆分数据的属性，从根节点开始的每一条路径表示 DT 属性的判定条件。DT 决策时选择有最大信息增益的属性进行拆分，直到每棵子树对应的数据子集完全纯化、不可再拆分为止。

DT 是针对单变量进行决策，虽然可直观解释其输出结果，但过度拟合的风险较大。RF 作为一种集成式机器学习方法，由多棵 DT 组成，可以对多变量进行决策。RF 将汇集的各 DT 的结果作为其输出，按照多数原则，返回所有 DT 的分类结果，能够降低模型过度拟合带来的决策风险。

传统的二元关联方法是把多标签分类问题转化为一系列二分类问题，对标签之间的相关性进行建模。分类器链是通过链式结构来构造每个标签，把每个分类器的分类结果添加到下一个分类器的输入中，使得每个分类器的预测过程兼顾前一个分类器的标签信息，形成链式结构。分类器链的输入、输出与基本流程如图 1-2 所示。

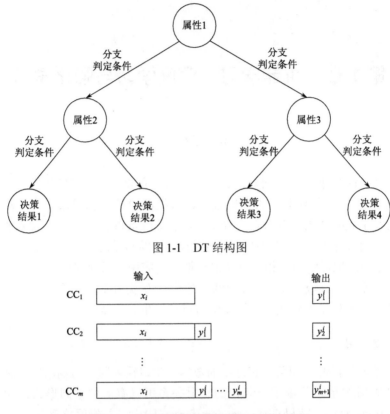

图 1-1　DT 结构图

图 1-2　分类器链的输入、输出与基本流程

每个分类器 CC_i（$i>1$）都会把前一个分类器的标签信息添加到自身的特征空间中，从而使模型能够更好地学习标签的相关性。除了分类器链，多输出分类器也有类似的作用。多输出分类器的每个输出分别对应于每个分类器，与分类器链相比，多输出分类器丢失了前一个分类器的结果信息，因此拟合效果会有差异。

1.1.2　无监督学习

无监督学习根据输入的未标记数据之间的特征来学习其潜在模式或关联关系（或规则），通常根据数据结构属性的假设进行数据分析。无监督学习常见的有聚类分析和降维等。

聚类分析是对数据集中的相关数据进行识别和分类，通过比较不同类别数据间的相似性，发现数据中的潜在趋势或模式。K-均值算法是一种相对简单的聚类算法。K-均值算法通过随机选取初始中心点，计算中心点与其他样本点之间的距离，按照距离最小（即差异最小）划分类别，经过如此反复迭代，直到中心点不再改变为止，即可按照最小距离，划分得到最终分类结果。K-均值算法具有原理简单、容易实现的优点，但聚类结果受离群值（即异常数据）的影响较大，且根据最小距离进行分类，聚类效果不佳。高斯混合模型（Gaussian mixture model，GMM）基于概率模型进行聚类分析，通过多个高斯模型，计算数据点属于不同类别的概率，从而产生聚类结果。K-均值算法可以看作高斯混合模型的特例，高斯混合模型也能很好地适用于连续分布的数据，具有更普适的应用场景。

在机器学习中，高维数据的处理往往都是一项极具挑战性的任务。在数据维度较多时，变量之间存在的共线性容易造成数据冗余，属性过多的数据也容易带来维数灾难。降低数据维数有利于提高模型学习速度，能有效提升算法的训练效率。数据降维是指通过数据映射的方法，把高维空间中的数据样本映射到低维空间中，同时保留与任务相关的关键属性。降维方法可以分为特征选择和特征提取技术。数据降维通常采用主成分分析（principal component analysis，PCA）方法进行。主成分分析通过正交变换把高维空间中的数据特征投影至低维空间，保留原始数据中的主要信息（特征）的同时实现数据降维。新的低维空间的特征也被称为主成分。主成分由原始特征线性组合而成，各个主成分之间相互独立。主成分分析通过舍弃部分冗余特征，换取低的计算成本，增大样本采样密度，降低数据噪声对模型结果的影响。

1.2　深度学习

在大数据与信息化时代，与日俱增的数据量使得传统机器学习方法的效果大打折扣。深度学习是一类网络模型，采用多层神经网络结构对数据进行抽象表示，从而构建计算模型。作为机器学习的重要分支，深度学习能够执行更复杂的任务，也更适合处理海量、多维的数据，目前已被成功应用于图像分析、音视频处理、文字理解等诸多领域。

1.2.1　神经网络

神经网络是由许多神经元按照一定规则（或规律）连接而成的层次结构，主要任务是学习输入与输出之间的函数或映射关系。神经元是神经网络最基本的组成单元，多个神经元通过带权重的链接传递信息。当数据输入到神经网络中时，各神经元接收来自其他神经元处理后的输入数据（或信息），经过激活函数输出最后的结果。因此，神经网络可以看作由若干个包含许多参数的函数嵌套而成的数学模型。比如，图 1-3 给出了一个简单的神经网络结构。在图 1-3 中，包含 n 个神经元 $i(i = 1, 2, \cdots, n)$，第 i 个神经元的输入数据是 x_i；$w_i \geqslant 0$ 是对应神经元 i 的连接权重。对于一组输入数据 $x_i(i = 1, 2, \cdots, n)$，神经网络的最终输出值 y 由神经元和激活函数处理后可以表示为如下函数：

$$y = f\left(\sum_{i=1}^{n} w_i x_i\right) \tag{1-1}$$

其中，$\sum_{i=1}^{n} w_i x_i$ 为 n 个神经元 $i(i = 1, 2, \cdots, n)$ 对输入数据 x_i 进行线性加权处理后得到的值；f 为激活函数，可以根据实际问题的特征与需要，选择各种具体表达形式，如线性函数、非线性函数等。

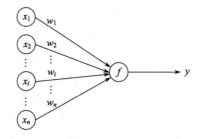

图 1-3　简单神经网络结构示意图

在现实问题中，输入与输出之间以非线性关系居多。神经网络模型的强大之处在于它具备更强大的函数拟合能力，不仅能够拟合线性函数，还能够拟合不同的非线性函数，关键在于非线性处理单元（即神经元）。它使用激活函数向神经网络引入非线性特征，用于产生非线性输出结果。常用的激活函数有下面三种。

（1）Sigmoid 函数，又称为 Logistic 函数，如图 1-4（a）所示。Sigmoid 函数用于把波动范围较大的输入值压缩（或变换）到区间 $(0,1)$ 内，其表达式为下面的非线性函数：

$$\text{Sigmoid}(x) = \frac{1}{1 + e^{-x}} \tag{1-2}$$

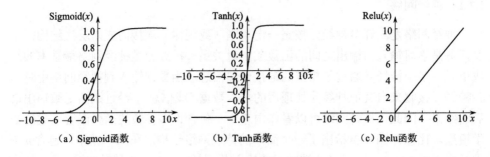

图 1-4　常用的激活函数

（2）Tanh 函数，又称为双曲正切函数。Tanh 函数具有均值为 0 的特性，用于把输入值压缩（或变换）到区间 $[-1,1]$ 上，其表达式可表示为如下非线性函数：

$$\text{Tanh}(x) = \frac{1 - e^{-2x}}{1 + e^{-2x}} \qquad (1\text{-}3)$$

具体如图 1-4（b）所示。

（3）Relu 函数，也称为整流线性函数（或单元），如图 1-4（c）所示。Relu 函数用于实现神经元的非负输出，变量的极值对函数梯度的影响较小。Relu 函数直接强制某些数据为 0，能够在一定程度上形成数据的稀疏性，提高神经网络的计算效率，其表达式可表示为下面的分段函数：

$$\text{Relu}(x) = \max\{0, x\} = \begin{cases} x, & x \geqslant 0 \\ 0, & x < 0 \end{cases} \qquad (1\text{-}4)$$

还有其他形式的激活函数，各式各样，在此不再赘述。如果没有激活函数，任何神经网络的输出都只是输入的线性组合，神经网络的函数拟合和泛化能力会较差。激活函数增加了神经网络的非线性因素，提升了神经网络的学习能力，可以逼近表示输入与输出之间的任意复杂的非线性关系，使神经网络的学习能力更加强大。

1.2.2　深度前馈网络

随着计算资源的丰富与算力的增大，人们对计算精度有了更高的要求，日益复杂的神经网络模型也得到了成功的应用。作为深度学习的典型网络模型，深度前馈网络（deep feedforward network，DFN），也称为前馈神经网络（feedforward neural network，FNN）或多层感知机（multilayer perceptron，MLP），是一类具有层级结构的有序前向神经网络，如图 1-5 所示。MLP 可以看作一个从输入层到输出层的有向网络，各层神经元连接相邻层的每个神经元（全连接），数据流从输入层前馈流向输出层，不包含从输出到输入的反馈连接过程。

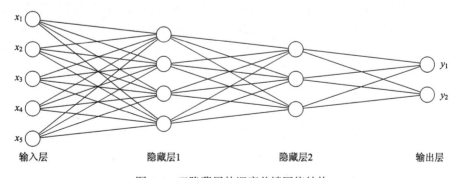

图 1-5　双隐藏层的深度前馈网络结构

随着隐藏层的不断堆叠，网络的深度增加，参数规模也随之扩大。神经网络的万能近似定理表明，若 MLP 具有输出层和至少一层带激活函数的隐藏层，当隐藏层的神经元足够多时，神经网络可以任意精度近似任意有限空间内的可测函数[7]。

1.2.3 循环神经网络

循环神经网络（recurrent neural network，RNN）用于对序列数据进行建模，如在时间轴上有规律地采样形成的时间序列向量数据 $\boldsymbol{x}=(x_1,x_2,\cdots,x_n)$。不同于 MLP 只包含从输入层到输出层的前馈连接，RNN 还同时包含从输出层到输入层的反馈连接。RNN 神经元前向计算的数据流随时间展开图[8]如图 1-6 所示。

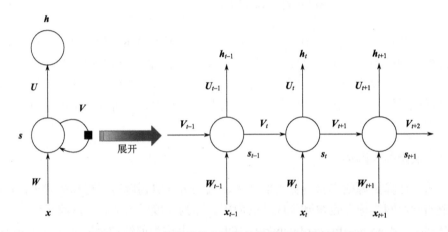

图 1-6　RNN 神经元前向计算的数据流随时间展开图

在图 1-6 中，左边部分为 RNN 的循环原理图。由于当前网络的状态可以影响未来的其他状态，因此图中采用黑色方块表示从时刻 t 到时刻 $t+1$ 的单个时间步的延迟作用。图 1-6 右边部分为 RNN 在不同时刻下展开的计算图。展开图的大小与输入序列的长度有关。对于状态向量 $\boldsymbol{s}$ 下的隐藏神经元，它在时刻 t 接收来自上一时刻 $t-1$ 神经元的输出，当前状态向量 $\boldsymbol{s}_t$ 包含整个序列过去的信息。RNN 在每个时间步共享相同的权重矩阵 $\boldsymbol{U}$、$\boldsymbol{V}$、$\boldsymbol{W}$，并根据输入向量 $\boldsymbol{x}_t$ 和权重，计算隐藏神经元（单元）的输出向量 $\boldsymbol{h}_t$，每个输出都可以作为下一时间步的输入，如此循环直到序列终止，网络输出层将读取序列的状态信息进行预测和输出。

作为 RNN 的经典模型，长短期记忆网络（long short-term memory，LSTM）引入自循环的设计解决长期依赖问题。门控循环单元（gated recurrent unit，GRU）控制自循环的权重，可以根据输入序列动态改变，从而控制信息的流动，决定哪些历史信息需要被保留。LSTM 用于处理具有序列关系的数据，学习输入数据之间的长期依赖关系。

GRU 神经网络是 LSTM 的简化形式[9]，具有更简单的网络结构和更低的复杂度，如图 1-7 所示。GRU 神经网络使用重置门和更新门学习时序数据中的长期依赖关系，在 t 时刻，GRU 获取时刻 $t-1$ 的隐藏状态向量 h_{t-1}，通过重置门和更新门，计算得到当前隐藏状态向量 h_t，并将向量 h_t 传送到下一时刻，以此来传递信息。

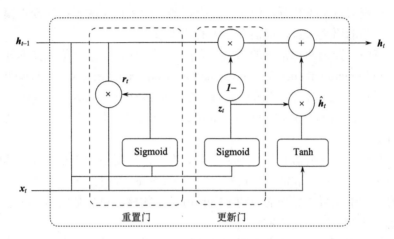

图 1-7　GRU 网络结构图

在 GRU 中，对于 m 维输入列向量 x_t，重置门的 n 维输出列向量 r_t、更新门的 n 维输出列向量 z_t、候选隐藏 n 维状态向量 $\hat{h}_t$ 和隐藏 n 维状态向量 h_t，可分别计算如下：

$$r_t = \text{Sigmoid}\left(U_1 x_t + U_2 h_{t-1}\right) \qquad (1\text{-}5)$$

$$z_t = \text{Sigmoid}\left(V_1 x_t + V_2 h_{t-1}\right) \qquad (1\text{-}6)$$

$$\hat{h}_t = \text{Tanh}\left(W_1 x_t + W_2 \left(r_t \odot \hat{h}_t\right)\right) \qquad (1\text{-}7)$$

$$h_t = z_t \odot h_{t-1} + \left(1 - z_t\right) \odot \hat{h}_t \qquad (1\text{-}8)$$

其中，U_1 和 U_2 为重置门对应的 $n \times m$ 的权重矩阵；V_1 和 V_2 为更新门对应的 $n \times m$ 的权重矩阵；W_1 和 W_2 为隐藏状态对应的 $n \times m$ 的权重矩阵；$\odot$ 为对应元素两两相乘，即矩阵（或向量）点乘；1 为分量全是 1 的列向量。

1.2.4　词嵌入方法

词嵌入方法是一种把文本中的词语转换为数字向量的方法。它通常被用于自然语言处理（natural language processing，NLP）领域，可以帮助模型更好地理解文本内容。词嵌入方法把每个词语表示为一个数字向量，通过词语与低维度向量的转换，可以很好地捕捉词语之间的语义关系，并且可以利用这些向量进行数值计算。

词嵌入方法可以使用预训练的词向量模型来快速转换词语，也可以在训练模型时同时学习词向量。常见的词嵌入方法包括词袋模型和词嵌入模型等。这些方法都可以用于把文本中的词语转换为数字向量，各有优缺点。例如，词袋模型可以很好地处理大量文本数据，但无法捕捉词语之间的语义关系；词嵌入模型可以捕捉词语之间的语义关系，但需要较大的计算量。

在本节中，介绍两种常见的词嵌入方法，可以应用于医疗临床文本处理，包括 BERT（bidirectional encoder representations from transformers，双向编码变换器表示）和经过生物文本学习后的 BioBERT（bidirectional encoder representations from transformers for biomedical text mining，生物医学文本双向编码变换器表示）。

1）Transformer

Transformer（变换器）是一种深度学习模型，主要用于自然语言处理任务，如机器翻译、文本摘要和情感分析等。它由 Google（谷歌）于 2017 年提出，并在随后的几年中取得了显著的成功。Transformer 的核心思想是使用自注意力机制来捕捉输入序列中的长距离依赖关系。

传统的 RNN 和 LSTM 在处理序列数据时，通常需要为每个时间步分配一个权重，这可能导致计算效率较低。相比之下，Transformer 通过并行地计算所有可能的子问题来提高效率。Transformer 的主要组件有如下四个。

（1）编码器（encoder），负责把输入序列转换为一系列高维向量表示。这些向量表示称为"隐藏状态"。

（2）多头自注意力（multi-head self-attention）机制。这是一种用于捕捉输入序列中不同位置之间关系的机制。它允许模型关注输入序列的不同部分，从而更好地捕捉上下文信息。

（3）前馈神经网络。这是一种用在多头自注意力之后对隐藏状态进行进一步处理的神经网络。

（4）解码器（decoder）。负责把编码器的输出结果转换回原始序列。与编码器类似，解码器也可以包含多个层，包括多头自注意力、前馈神经网络和残差连接等。

Transformer 的一个重要特点是其多头自注意力机制可以并行计算，因此在处理长序列时具有较高的效率。此外，Transformer 还使用残差连接、层归一化等技术，可以加速训练过程并提高模型的稳定性。

2）BERT

BERT 是一个预训练的来自变压器的双向编码器语言表征模型。BERT 不像以往一样采用传统的单向语言模型或者把两个单向语言模型通过浅层拼接的方法进行预训练，而是采用新的掩码语言模型（masked language model，MLM），从而能够生成深度的双向语言嵌入。

BERT 是由双向编码器模型组成的编码结构，其中编码器模型由多头自注意力编码模型[10]组成，如图 1-8 所示。多头自注意力机制可以对序列位置信息进行编码，使得 Transformer 的编码结构能对不同层次上的语言序列进行表示。

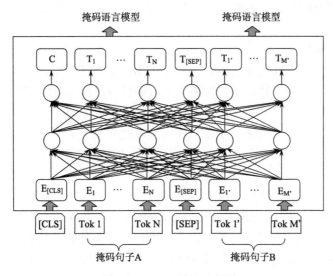

图 1-8 BERT 结构示意图

词向量的嵌入是通过微调 BERT 获得训练好的语言模型，以整句话为输入，然后对输出进行相应的编码，BERT 的输入表示如图 1-9 所示。在图 1-9 中，"CLS" 表示分类标记，"SEP" 表示分割标记。

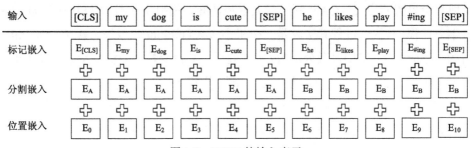

图 1-9 BERT 的输入表示

BERT 先把输入的句子拆分成单词，然后利用标记嵌入（token embedding）、分割嵌入（segment embedding）、位置嵌入（position embedding）三种不同的嵌入方法，对单词进行词编码、分割编码、位置编码。对嵌入后的三个结果进行求和，可以分别得到图 1-8 中相应的结果。BERT 支持预训练的微调操作。预训练的 BERT 可以通过一个额外的输出层进行微调，从而为广泛的任务创建模型。预训练的 BERT 无须对任务特定的体系结构进行大量修改，通常只需要微调就可以适应各类下游任务，如问答任务和语言推断任务。BERT 可以抽取嵌入过程的编码对文本进行更好的表征。通常，从头开始训练 BERT 的时间非常长，调用已训练好的权重对模型进行初始化，能够有效地缩短训练时间，也能够有效地避免计算资源受限的影响。

3）BioBERT

BioBERT 是第一个基于生物领域特征的 BERT 训练模型，通过使用 BERT 的权重初始化 BioBERT，然后在生物医学领域语料库进行预训练。BioBERT 在 8 个 NVIDIA V100 GPU 上对生物医学语料库进行了 23 天的预训练。经过优化的 BioBERT 可以应用于医疗领域的各种下游文本挖掘任务，如命名实体识别、关系抽取和问答等，所有任务中 BioBERT 都比原始 BERT 表现得更好。

1.2.5　生成对抗网络及其性质

生成对抗网络（generative adversarial networks，GAN）是深度生成模型的一种，主要目的是通过学习真实数据样本的潜在分布生成新的数据样本。在 GAN 出现之前，深度生成模型主要为概率分布函数提供参数估计，如利用极大似然函数进行估计，但其通常具有难以处理的似然函数且需对似然函数的梯度进行多次逼近。这类模型主要以深度玻尔兹曼机（deep Boltzmann machines，DBM）和深度信念网络（deep belief networks，DBN）为代表。GAN 可以生成比 DBN 和 DBM 更逼真的图像和音频等数据，因此得到了研究者的青睐。

GAN 由一个生成器（generator，G）和一个判别器（discriminator，D）组成。受博弈论思想的启发，GAN 利用二人零和博弈，模拟生成器 G 与判别器 D 的对抗学习过程，其优化过程其实就是一个极小极大（minimax）或极大极小（maximin）问题。生成器 G 使用可微分函数 $G(z)$ 刻画，其自变量为随机变量 z、服从噪声变量分布函数 $p_z(z)$，目的是生成尽量服从真实数据分布 p_{data} 的数据样本。判别器 D 使用可微分函数 $D(x)$ 刻画，其自变量为真实数据 x，目的是判别输入数据是真实数据还是生成的数据样本。如果判别器 D 的输入来自真实数据，则输出是标量 1。如果判别器 D 的输入数据为 $G(z)$，则输出是标量 0。实质上，判别器 D 的目标就是对数据来源做二分类判别：真（标注 1，来源于真实数据 x 的分布 p_{data}）或假（标注 0，来源于生成器 G 的生成数据分布 $G(z)$）。生成器 G 的目标是使自己生成的假数据 $G(z)$ 在判别器 D 上的表现 $D(G(z))$ 与真实数据 x 在判别器 D 上

的表现 $D(x)$ 一致。生成器 G 和判别器 D 相互对抗竞争并不断迭代优化，直到生成器 G 生成足够"真"的数据，使得判别器 D 无法区分、训练过程达到 Nash（纳什）均衡为止。GAN 的目标函数 $V(D,G)$ 可表示为下面的损失函数：

$$V(D,G) = E_{x \sim p_{\text{data}}(x)}\big[\log D(x)\big] + E_{x \sim p_z(z)}\big[\log\big(1 - D(G(x))\big)\big] \quad (1\text{-}9)$$

其中，x 采样于真实数据的分布 $p_{\text{data}}(x)$，而 z 采样于先验分布 $p_z(z)$；E 为期望值。判别器 D 的训练数据来源于真实数据分布 $p_{\text{data}}(x)$（标注为 1）和生成器 G 的生成数据分布 $p_g(x)$（标注为 0）。

关于 GAN 有两个重要的结论，可以归纳为下面的定理 1.1 和定理 1.2。下面给出简要的证明。

定理 1.1：对于任意给定的生成器 $G(z)$，存在最优判别器为

$$D^*(x) = \frac{p_{\text{data}}(x)}{p_{\text{data}}(x) + p_g(x)}$$

证明：把 GAN 的目标函数即式（1-9）转换为积分形式：

$$V(D,G) = \int_x p_{\text{data}}(x)\log(D(x))\,\mathrm{d}x + \int_z p_z(z)\log\big(1 - D(G(z))\big)\mathrm{d}z \quad (1\text{-}10)$$

根据 LOTUS（law of the unconscious statistician，无意识统计学家法则）定理，可以把上述 $V(D,G)$ 表示为另外一种形式：

$$V(D,G) = \int_x \big[p_{\text{data}}(x)\log(D(x)) + p_g(x)\log(1 - D(x))\big]\mathrm{d}x \quad (1\text{-}11)$$

为求解式（1-11）的积分函数的最大值，设函数 $f(y)$ 为

$$f(y) = A\log y + B\log(1 - y) \quad (1\text{-}12)$$

其中，$A \in [0,1]$、$B \in [0,1]$，且不同时为 0。对 $f(y)$ 求一阶导数，可得

$$\frac{\mathrm{d}f(y)}{\mathrm{d}y} = A\frac{1}{\log 10} \cdot \frac{1}{y} - B\frac{1}{\log 10} \cdot \frac{1}{1-y} = \frac{1}{\log 10}\left(\frac{A}{y} - \frac{B}{1-y}\right) \quad (1\text{-}13)$$

继续对函数 $f(y)$ 求二阶导数，可得到

$$\frac{\mathrm{d}^2 f(y)}{\mathrm{d}y^2} = -\frac{1}{\log 10}\left[\frac{A}{y^2} + \frac{B}{(1-y)^2}\right] \quad (1\text{-}14)$$

显然，$\dfrac{\mathrm{d}^2 f(y)}{\mathrm{d}y^2} < 0$。可知，$f(y)$ 是一个凸函数，因此它在一阶导数为 0 的点便是其唯一的最大值点。此时，令式（1-13）的一阶导数等于 0，可以求得

$$y^* = \frac{A}{A+B} \tag{1-15}$$

结合式（1-11），对于任意给定的生成器 $G(z)$，可以推得最优判别器满足：

$$D^*(x) = \frac{p_{\text{data}}(x)}{p_{\text{data}}(x) + p_g(x)} \tag{1-16}$$

定理 1.2：当且仅当 $p_g = p_{\text{data}}$ 时，$V(D^*, G) = -\log4$ 是全局最小值，其中 $V(D^*, G) = \max_D \{V(D, G)\}$。

证明：一方面，当 $p_g = p_{\text{data}}$ 时，判别器 D 的预测结果始终为 $1/2$，此时无论输入给判别器 D 的数据是真实样本还是生成器 G 的生成样本，由式（1-16）可以得到

$$D^*(x) = \frac{p_{\text{data}}(x)}{p_{\text{data}}(x) + p_g(x)} = \frac{1}{2} \tag{1-17}$$

把式（1-17）代入式（1-11），可以得到

$$\begin{aligned}
V(D^*, G) &= \int_x \left(p_{\text{data}}(x) \log\left(\frac{1}{2}\right) + p_g(x) \log\left(\frac{1}{2}\right) \right) \mathrm{d}x \\
&= -\log2 \times \int_x \left(p_{\text{data}}(x) + p_g(x) \right) \mathrm{d}x
\end{aligned} \tag{1-18}$$

根据概率密度函数的定义，可以得到 p_g 与 p_{data} 在定义域内的积分为 1，因此由式（1-18）可得

$$V(D^*, G) = -2 \times \log2 = -\log4 \tag{1-19}$$

另一方面，对于任意给定的生成器函数 G，把式（1-16）推得的 D^* 代入式（1-11），可以得到

$$\begin{aligned}
V(D^*, G) &= \int_x \left(p_{\text{data}}(x) \log\left(\frac{p_{\text{data}}(x)}{p_{\text{data}}(x) + p_g(x)}\right) + p_g(x) \log\left(1 - \frac{p_{\text{data}}(x)}{p_{\text{data}}(x) + p_g(x)}\right) \right) \mathrm{d}x \\
&= \int_x \left(p_{\text{data}}(x) \log\left(\frac{p_{\text{data}}(x)}{p_{\text{data}}(x) + p_g(x)}\right) + p_g(x) \log\left(\frac{p_g(x)}{p_{\text{data}}(x) + p_g(x)}\right) \right) \mathrm{d}x
\end{aligned} \tag{1-20}$$

通过插入 $(\log2 - \log2)$，可以把式（1-20）表示为

$$V\left(D^{*},G\right)=\int_{x}\left((\log 2-\log 2)\,p_{\text{data}}\left(x\right)+p_{\text{data}}\left(x\right)\log\left(\frac{p_{\text{data}}\left(x\right)}{p_{\text{data}}\left(x\right)+p_{g}\left(x\right)}\right)\right.$$
$$\left.+(\log 2-\log 2)\,p_{g}\left(x\right)+p_{g}\left(x\right)\log\left(\frac{p_{g}\left(x\right)}{p_{\text{data}}\left(x\right)+p_{g}\left(x\right)}\right)\right)\text{d}x \qquad (1\text{-}21)$$

把式（1-21）右边拆开后，进一步可得

$$V\left(D^{*},G\right)=-\log 2\int_{x}\left(p_{\text{data}}\left(x\right)+p_{g}\left(x\right)\right)\text{d}x$$
$$+\int_{x}p_{\text{data}}\left(x\right)\left(\log 2+\log\left(\frac{p_{\text{data}}\left(x\right)}{p_{\text{data}}\left(x\right)+p_{g}\left(x\right)}\right)\right)\text{d}x$$
$$+\int_{x}p_{g}\left(x\right)\left(\log 2+\log\left(\frac{p_{g}\left(x\right)}{p_{\text{data}}\left(x\right)+p_{g}\left(x\right)}\right)\right)\text{d}x \qquad (1\text{-}22)$$

再根据概率密度函数的定义和对数运算法则，把式（1-22）整理并计算，可以得到

$$V\left(D^{*},G\right)=-\log 4+\int_{x}p_{\text{data}}\left(x\right)\log\left(2\times\frac{p_{\text{data}}\left(x\right)}{p_{\text{data}}\left(x\right)+p_{g}\left(x\right)}\right)\text{d}x$$
$$+\int_{x}p_{g}\left(x\right)\log\left(2\times\frac{p_{g}\left(x\right)}{p_{\text{data}}\left(x\right)+p_{g}\left(x\right)}\right)\text{d}x \qquad (1\text{-}23)$$

根据 KL（Kullback-Leibler，库尔贝克-莱布勒）散度（divergence）的公式：

$$\text{KL}\left(p\,\|\,q\right)=-\int p\left(x\right)\log\left(\frac{q\left(x\right)}{p\left(x\right)}\right)\text{d}x \qquad (1\text{-}24)$$

可以把式（1-24）改写为

$$V\left(D^{*},G\right)=-\log 4+\text{KL}\left(p_{\text{data}}\left(x\right)\left\|\frac{p_{\text{data}}\left(x\right)+p_{g}\left(x\right)}{2}\right)\right.$$
$$+\text{KL}\left(p_{g}\left(x\right)\left\|\frac{p_{\text{data}}\left(x\right)+p_{g}\left(x\right)}{2}\right)\right. \qquad (1\text{-}25)$$

因为 KL 散度总是非负的，所以当 $p_{g}=p_{\text{data}}$ 时，可以得到 $V\left(D^{*},G\right)=-\log 4$ 为全局最小值。

KL 散度的不对称性，即 $\text{KL}\left(p\,\|\,q\right)\neq\text{KL}\left(q\,\|\,p\right)$，可能导致模型在训练过程中的不稳定。为了解决这个不稳定问题，在深度学习中一般使用 JS（Jenson-Shannon，詹森-香农）散度代替 KL 散度。根据 JS 散度的定义：

$$JS\left(p_{\text{data}} \parallel p_g\right) = \frac{1}{2}\text{KL}\left(p_{\text{data}}\left(x\right) \middle\| \frac{p_{\text{data}}\left(x\right) + p_g\left(x\right)}{2}\right)$$
$$+ \frac{1}{2}\text{KL}\left(p_g\left(x\right) \middle\| \frac{p_{\text{data}}\left(x\right) + p_g\left(x\right)}{2}\right) \qquad (1\text{-}26)$$

可以把式（1-26）改写为

$$V\left(D^*, G\right) = -\log 4 + 2 \times \text{JS}\left(p_{\text{data}} \parallel p_g\right) \qquad (1\text{-}27)$$

上述研究为 GAN 的理论收敛性提供了依据。在实际的训练和学习过程中，可以依据 GAN 的理论收敛性对生成模型进行调试和验证。

1.2.6　条件生成对抗网络

条件生成对抗网络（conditional generative adversarial networks，CGAN）与条件沃瑟斯坦生成对抗网络（conditional Wasserstein generative adversarial networks，CWGAN）都是 GAN 的变体。

CGAN 是在 GAN 结构上添加标注约束条件的学习对抗网络。CGAN 可以根据标签信息生成特定的数据，通过向 GAN 中加入类别信息 c，生成器 G 可以根据类别生成，其目标函数为

$$V_c\left(D, G\right) = E_{x \sim p_{\text{data}}(x)}\left[\log\left(D(x \mid c)\right)\right] - E_{z \sim p_z(z)}\left[\log\left(1 - D\left(G(z \mid c)\right)\right)\right] \quad (1\text{-}28)$$

CGAN 和 GAN 一样，在理论上都是收敛的，但训练过程不是很稳定，容易导致训练过程中很难收敛或收敛速度比较慢。同时，由于 CGAN 和 GAN 的生成器 G 只能生成非常相似的样本，即生成的样本单一化，因此会产生模式坍塌问题。为此，在 GAN 的基础上，通过引入 Wasserstein（沃瑟斯坦）距离（也称为推土机距离）度量数据样本之间的差异，提出 WGAN（Wasserstein generative adversarial networks，沃瑟斯坦生成对抗网络）。Wasserstein 距离可以定义如下：

$$W\left(p_{\text{data}}, p_g\right) = \inf_{\gamma \sim \Pi\left(p_{\text{data}}, p_g\right)}\left\{E_{(x,y) \sim \gamma}\left[x - y\right]\right\} \qquad (1\text{-}29)$$

其中，$\Pi\left(p_{\text{data}}, p_g\right)$ 为数据对 $\left(p_{\text{data}}, p_g\right)$ 的联合分布。对于每一个可能分布 γ，即一组真实数据样本和生成数据样本，计算出两个数据样本之间距离的期望值，并在所有可能的联合分布中求取这个期望值的下界，这样得到的数据样本的距离定义为 Wasserstein 距离。Wasserstein 距离相对于 KL 散度、JS 散度的优越性在于：即便两个分布没有重叠，Wasserstein 距离仍然能够反映它们的远近，即差异程度。在高维空间中，如果两个分布不重叠或者重叠部分可忽略，KL 散度和 JS 散度既反映不了距离远近，也提供不了梯度，但是 Wasserstein 距离度量可以提供有意义的梯度，这样便不需要担心生成器梯度消失的问题。

1.3　强 化 学 习

1.3.1　智能体概念

智能体（agent）是强化学习（reinforcement learning，RL）、深度强化学习（deep reinforcement learning，DRL）中的重要概念，在人工智能领域具有重要作用。

1）智能体

智能体是计算机科学与人工智能领域的重要概念，可以看作一类具有自主学习能力、能与外界环境进行交互的对象。智能体可以是具备智能的计算实体，也可以是软件或计算程序。智能体具有灵活解决问题的能力，不仅能够被动地对环境中的变化做出及时响应，而且能够主动地为实现未来目标而采取行动。智能体不仅受事件驱动，而且能够制定目标，并通过采取合理行动（或动作）来实现这些目标，即主动性。智能体具有合作能力。不同的智能体能够根据各自的意图、目标与其他智能体进行交互与通信，通过共享信息以达到解决问题的目的，即社交性。智能体具有自我调节能力。当外界环境发生变化时，智能体能够通过积累或学习经验与知识，及时调整自己的行为和内部状态以适应新环境，即自治性[11]。因此，从人工智能技术的角度来看，智能体是拟人化的软硬件程序，它模仿人类认知功能和互动能力，具有感知、推理和行动以解决问题的能力，是具备类人特征的非人类主体[12]。

在本书中，智能体是指具备感知、互动、合作和行动能力的算法程序，能够与环境交互并自主学习。当多个智能体为完成某些任务组合成团队时，就可形成多智能体，每一个智能体都是环境的一部分。它们存在于环境之中，并通过感知所处的环境进行自主行动，每一次行动都是为了使当前的行动可以影响以后对环境的感知[13]。

2）环境

环境是与智能体紧密相关的另一个重要概念，可以看作一类动态系统[13]。对于随时间动态变化的环境 E 而言，可以定义为 $\Psi: S \to E$，其中 S 为 E 中所有可能的全局状态空间（或集合），Ψ 为可以改变 E 的当前状态的所有全局动力。通常，S 是一个向量空间。S 可以看作对环境 E 的一种物理实现，可能是确定性的，也可能是随机性的，并可以在离散或连续的时间内进行更新。存在于环境中的智能体都是 E 的一部分，具备改变 E 的状态的能力。因此，E 的更新受到智能体的影响，智能体的行为可以看作影响 Ψ 的动作。

如果 E 是一个单智能体的系统，那么智能体可用 Agent 表示。对于由有限个智能体组成的多智能体系统，各个智能体感知当前环境 E 的某一部分，并通过各

自采取动作更新 E 的状态，状态的变化形式取决于当时的环境状况。

1.3.2 马尔可夫决策过程

强化学习使用智能体与未知动态环境进行交互，并根据奖励或惩罚的反馈进行反复尝试，从而完成学习任务。强化学习的训练过程为智能体提供关于当前动作正确与否的指示，不直接给出正确的示例，这与人类的学习过程最为接近。

马尔可夫决策过程[14]（Markov decision process，MDP）是强化学习理论的数学框架，也是连续决策的形式化表达，适用于对具有马尔可夫特性的决策问题进行建模。马尔可夫特性是指，在给定当前状态和动作的随机过程中，下一个状态仅取决于当前状态和动作，与更早的状态和动作无关。马尔可夫决策过程框架通过交互式学习来完成任务，实施决策的主体是上面定义的智能体。智能体通过与环境进行交互，学习最佳决策，这里的环境是其他与智能体交互的所有事物。在马尔可夫决策过程中，智能体根据每个时刻观察到的状态，从备选动作集合中选择一个动作做出决策，并通过施加动作影响环境的状态。然后，环境状态发生随机转移，作为对动作的响应，此时环境向智能体呈现出新的状态，同时智能体可以收到来自环境的奖励反馈，智能体根据环境的奖励调整决策，再对新的状态施加新的动作，如此反复进行，直至状态终止。

一般地，马尔可夫决策过程可定义为 5 元组 $<S,A,P,R,\gamma>$，其中 S 为表示环境的状态空间，是所有描述环境的状态向量的集合，如重症监护病房（intensive care unit，ICU）患者的身高、血压、体重等；A 为表示智能体的动作空间，是智能体所有可选动作组合的集合，如不同药物的组合使用；P 为表示环境的状态转移概率空间，刻画环境的动态特性，表示给定当前状态 $s_t \in S$ 在采取动作 $a_t \in A$ 后转移至下一个状态 $s_{t+1} \in S$ 的概率；R 为奖励集合，表示对智能体的动作选择所给予的数值反馈，即奖励或惩罚；$\gamma \in [0,1]$ 为贴现率，用于权衡未来奖励对当前决策的影响程度，γ 值越大，智能体越重视长远的奖励。在马尔可夫决策过程中，智能体在时刻 t 根据环境的状态 $s_t \in S$ 采取动作 $a_t \in A$，随后当前状态 s_t 根据状态转移概率 $p(s_{t+1}|s_t,a_t) \in P$ 向下一个状态 s_{t+1} 转移，同时智能体可获得来自环境的奖励 $r_t \in R$。智能体的目标是最大化时刻 t 之前的累计贴现奖励 R_t，从而找到最优的行动策略 $\pi^*(a|s):S \to A$。累计贴现奖励 R_t 可按照下面方式计算：

$$R_t = r_1 + \gamma r_2 + \gamma^2 r_3 + \cdots + \gamma^{t-1} r_t = \sum_{t'=1}^{t} \gamma^{t'-1} r_{t'} \qquad (1\text{-}30)$$

在智能体与环境发生交互的每一个时刻 $t(t=1,2,3,\cdots)$，马尔可夫决策过程都会形成一组由状态、动作和奖励组成的交互轨迹 $s_1,a_1,r_1,s_2,a_2,r_2,\cdots,s_t,a_t,r_t,\cdots$，如

图 1-10 所示。当状态 s_t 和动作 a_t 确定时，奖励 r_t 可以是一个具体或特定的数值，也可以是根据具体问题设计的奖励函数。状态 s_{t+1} 出现的概率可通过状态转移概率计算得到，即

$$p(s_{t+1}|s_t,a_t) = \Pr\{s = s_{t+1}|s_t,a_t\} \tag{1-31}$$

对于所有的状态 s_t 和动作 a_t，状态 s_{t+1} 满足概率分布等式条件：

$$\sum_{s_{t+1} \in S} p(s_{t+1}|s_t,a_t) = 1 \tag{1-32}$$

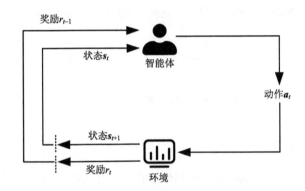

图 1-10　智能体与环境交互示意图

　　强化学习的目的是寻求能够完成目标任务的最佳动作组合。图 1-11 展示了一个智能体的简单、具体的序贯决策过程。智能体需要在不同环境的状态下连续决策，选择从状态 0 到状态 10 的最佳动作。当处于不同环境的状态时，智能体需要通过采取行动在从初始状态（状态 0）到目标状态（状态 10）的所有路径中选择一条使得累计贴现奖励最大化的最佳路径，如图 1-11 中的虚线箭头所示。当初始状态为状态 0 时，智能体在时刻 1 的最佳动作为动作 3，随即环境的状态发生改变，由状态 0 转移到状态 4，并获得奖励 9。当时刻 1 的状态为状态 4 时，智能体在时刻 2 的最佳动作为动作 1，随即环境的状态发生改变，由状态 4 转移到状态 8，并获得奖励 7。当时刻 2 的状态为状态 8 时，智能体在时刻 3 的最佳动作为动作 8，随即环境的状态发生改变，由状态 8 转移到状态 10，并获得奖励 8。这样可得到由状态、动作和奖励组成的最优交互轨迹：状态 0，动作 3，奖励 9，状态 4，动作 1，奖励 7，状态 8，动作 8，奖励 8，状态 10。累计贴现奖励（没有考虑贴现）是 9+7+8=24。

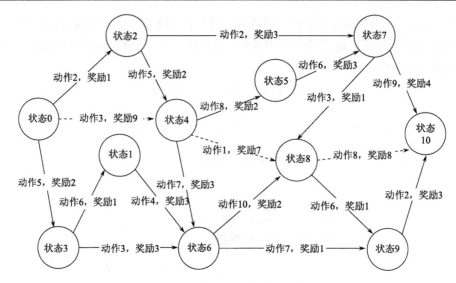

图 1-11　智能体的序贯决策过程

1.3.3　马尔可夫博弈

马尔可夫博弈（Markov game，MG）是马尔可夫决策过程在多智能体环境中的拓展形式。在马尔可夫博弈中，每个智能体可以观察到环境的状态和部分其他智能体的状态，在给定全局状态的情况下，每个智能体都按照各自策略独立地采取行动，从而与其他智能体和环境进行交互。马尔可夫博弈中环境状态的改变由多智能体的联合动作决定，这意味着智能体的奖励取决于所有智能体的联合行动，智能体根据各自对团队的贡献分配奖励。马尔可夫博弈的目的在于找到所有智能体的均衡策略。

具有 n 个智能体参与的马尔可夫博弈可以定义为一个 8 元有序组 $\langle N,S,O,A,R,P,T,\gamma \rangle$，其中，$N=\{1,2,\cdots,n\}$ 为所有 n 个智能体 Agent_i（$i=1,2,\cdots,n$）的下标的集合；S 为环境整体的全局状态（向量）空间；$O=O_1 \times O_2 \times \cdots \times O_n$ 为所有 n 个智能体的观察（向量）空间，而 $O_i(i \in N)$ 为第 i 个智能体 Agent_i 的本地观察（向量）空间；$A=A_1 \times A_2 \times \cdots \times A_n$ 为所有 n 个智能体的联合动作（向量）空间，而 $A_i(i \in N)$ 为第 i 个智能体个体的动作（向量）空间；$R=R_1 \times R_2 \times \cdots \times R_n$ 为所有 n 个智能体可能获得的奖励集合，而 $R_i(i \in N)$ 为第 i 个智能体可能获得的奖励集合；$P:S \times A \rightarrow S$ 为环境的状态转移概率，描述在环境状态 $s_t \in S$ 下智能体采取联合动作 $a_t \in A$ 后，环境状态转移到 $s_{t+1} \in S$ 的概率；$T=\{1,2,\cdots,T_0\}$ 为所有 n 个智能体的所有 T_0 个决策时刻（或阶段）组成的集合；$\gamma \in [0,1]$ 为奖励的贴现率。

在 $t \in T$ 时刻，智能体 Agent$_i$（$i = 1, 2, \cdots, n$）根据对环境的观察向量 $o_t^i \in O_i$ 选择动作 a_t^i，并向环境执行联合动作 $a_t \in A$，可以表示为下面的动作向量：

$$a_t = \left(a_t^1, a_t^2, \cdots, a_t^n \right) \tag{1-33}$$

当智能体团队向环境实施联合动作 a_t 后，环境的状态 s_t 会按照概率 $p_t \in P$ 转移到下一个环境状态 s_{t+1}，在时刻 t 的联合奖励 $r_t \in R$ 由环境给出，并在智能体团队内部进行分配。智能体在时刻 t 的个体奖励记为 r_t^i，从而所有 n 个智能体在时刻 $t \in T$ 的个体奖励满足下面约束条件：

$$\sum_{i=1}^{n} r_t^i = r_t \tag{1-34}$$

智能体的累计贴现奖励 r_t^i 可以按照下面方式计算得到

$$r_t^i = \sum_{t'=1}^{t} \gamma_i^{t'-1} r_{t'}^i \tag{1-35}$$

智能体的目标是最大化自己的累计贴现奖励 r_t^i，从而通过学习环境状态与有效动作之间的映射关系，得到智能体的个体策略 $\pi_i \left(a^i \middle| o^i \right) : O_i \rightarrow A_i$。

各智能体按照各自策略选择的动作组成联合动作，通过全局状态与联合动作的映射关系，可以得到智能体联合策略 $\pi \left(a \middle| s \right) : S \rightarrow A$。联合策略空间 $\Pi = \Pi_1 \times \Pi_2 \times \cdots \times \Pi_n$ 是所有智能体策略空间的集合，其中 Π_i（$i = 1, 2, \cdots, n$）为智能体的所有可能策略的集合，且 $\pi_i \left(a^i \middle| o^i \right) \in \Pi_i$。

在马尔可夫博弈中，智能体的决策过程分为完全可观察马尔可夫决策过程（fully observable Markov decision process，FOMDP）和部分可观察马尔可夫决策过程（partially observable Markov decision process，POMDP）。智能体的可观察状态和环境的整体状态这两个概念不是完全相同的。智能体的可观察状态是第一视角的信息，代表智能体对环境的了解情况，而环境的整体状态是第三视角的信息，是对整个环境状态的描述。在完全可观察马尔可夫决策过程中，智能体的可观察状态等价于环境的整体状态，智能体可以了解到环境的全部信息，即 $O = S$。而在部分可观察马尔可夫决策过程中，智能体的可观察状态是智能体获取到的关于环境的部分信息，包括部分可感知的环境状态和其他智能体的状态，即 $O \subseteq S$。

1.3.4　医疗决策中的强化学习

强化学习是一种交互式学习的理论框架。它通过与外界环境交互获得奖励，并根据奖励不断学习和调整行为（或动作），形成最优的决策。随着科学技术的发展和成熟，强化学习在医疗领域的应用越来越广泛，可在医疗诊断、医疗设备管理、药物剂量控制等方面提供决策支持。

在医疗诊断方面，强化学习可与深度学习、医学大数据相结合，实现肺癌检测的辅助诊断与治疗，并通过学习数据中的最佳特征序列，提供个性化的诊断策略。在医疗设备管理方面，强化学习可应用于医疗设备的系统风险管理，以提高医疗系统和设备的性能。在新冠疫情期间，强化学习可以实现呼吸机等医疗设备的最佳分配。此外，应用强化学习还能够实现对药物剂量的精准控制，目前大多数研究都是利用模拟数据集开展的。例如，针对血液透析患者的贫血治疗问题，利用强化学习决定达贝泊汀的最佳给药剂量[15]，或通过最大化药物效果和最小化药物副作用，实现对癌症化疗药物剂量的最佳控制[16]。根据模拟数据库所得的研究结论具有局限性，无法根据实际医疗现状进行大规模应用。因此，研究人员开始在真实临床数据中进行相关研究。比如，针对抗凝血并发症问题，强化学习根据患者的多维特征和历史用药数据，学习肝素的给药策略，进而对临床医生的疾病治疗策略进行优化。上述研究都是使用单一药物治疗患者的疾病，而在现实医疗场景中，药物都是组合使用的。针对疾病治疗的多药物问题，Raghu 等[17]构建一个基于模型的强化学习（model-based reinforcement learning，MBRL）框架，使得智能体在连续的状态空间和离散的动作空间中进行探索，学习最佳的静脉注射液和血管升压药剂量的组合使用策略，从而可以给出脓毒症患者的高质量疾病治疗方案。

强化学习中的智能体可以学习如何控制药物剂量，尽管在医疗决策中取得了丰富的研究成果，但大部分研究都是通过模拟患者对药物的反应进行学习，研究结论无法得到大规模的拓展应用。在真实环境中，不同患者对药物的反应是有差异的，即使有研究使用真实的患者数据，但它们都着眼于优化患者单一疾病的治疗方案。在 ICU 患者治疗中，单一药物的给药策略或针对单一疾病的治疗方案已经难以有效改善多疾病患者的生理状态，亟须针对多疾病患者的连续治疗问题展开研究。目前多疾病治疗的多药物用药策略需要进行优化，以此改进临床用药方案，辅助临床医生进行诊疗决策。

1.4　多智能体强化学习

1.4.1　合作多智能体强化学习

当环境任务变得复杂时，智能体的状态空间和动作空间都会根据环境复杂度呈指数增长，导致模型难以学习到有效策略。因此，多智能体强化学习（multi-agent reinforcement learning，MARL）作为强化学习的一种拓展情况，通过增加智能体的数量，可以降低每个智能体的任务复杂度。现有的多智能体强化学习方法，可以分为完全合作多智能体强化学习、完全竞争多智能体强化学习和混合多智能体强化学习。在完全合作多智能体强化学习中，智能体需要通过相互合作以实现智能体团队奖励最大化。在完全竞争多智能体强化学习中，智能体的目标是实现自身奖励最大化。混合多智能体强化学习是前面两种的综合，既有合作，又有竞争。

在合作多智能体强化学习中，多智能体与环境的交互如图 1-12 所示。在时刻 $t \in T$，智能体 $Agent_i$（$i = 1, 2, \cdots, n$）根据各自对环境的观察 $o_t^i \in O_i$，采取动作 $a_t^i \in A_i$ 组成联合动作向量 $a_t \in A$ 后，作用于环境，环境状态 $s_t \in S$ 受到联合动作的影响，依照概率 $p_t \in P$ 发生状态转移，智能体团队随之获得联合奖励 $r_t \in R$。智能体根据各自对智能体团队的贡献，分配获得的联合奖励，并根据各自获得的累计贴现奖励 $r_t^i \in R_i$，学习各自的行动策略。

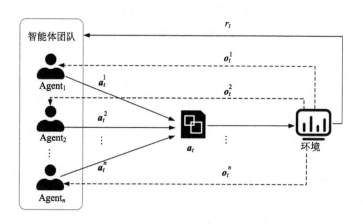

图 1-12　多智能体与环境的交互

由于智能体的策略相互影响，奖励取决于其他智能体的决策，因此最优联合策略向量 $\pi^* = \left(\pi_1^*, \pi_2^*, \cdots, \pi_n^*\right) \in \Pi$ 由所有 n 个智能体的策略共同决定，即满足下面的最优性条件：

$$V_i^{\left(\pi_i^*, \pi_{-i}^*\right)}(s) \geqslant V_i^{\left(\pi_i, \pi_{-i}^*\right)}(s), \quad i = 1, 2, \cdots, n \tag{1-36}$$

其中，$\pi_i^* \in \Pi_i$ 为智能体 $Agent_i$（$i = 1, 2, \cdots, n$）的最优策略；$-i$ 为除智能体 $Agent_i$ 之外的其他所有 $n-1$ 个智能体；$\pi_{-i}^* \in \Pi_{-i}$ 为除智能体 $Agent_i$ 之外的其他所有智能体的最优策略向量；$\pi_i \in \Pi_i$ 为智能体 $Agent_i$ 的任意可能策略。

式（1-36）表明，在多智能体的最优联合策略下，任意智能体的状态价值一定不小于其策略改变时的状态价值。换句话说，对于任意的智能体 $Agent_i$（$i \in N$），

策略 π_i^* 是其对策略 $\boldsymbol{\pi}_{-i}^*$ 的最佳反应。每个智能体的目标是不断改变和优化自身策略，最大限度地提高未来预期的长期回报。也就是说，如果智能体想要获得最大的长期累计贴现奖励，则不会改变其策略，此时学习模型达到均衡、收敛。

根据智能体的学习模式，合作多智能体强化学习算法可以分为独立学习式、联合学习式和集中训练分散执行式三种。

1）独立学习式

在独立学习式的合作多智能体强化学习中，独立 Q 学习（independent Q-learning，IQL）模型是深度 Q 网络（deep Q-network，DQN）模型在多智能体强化学习中的直接拓展。IQL 模型是智能体把其他智能体视为环境的一部分，独立地学习自身的动作价值函数。IQL 模型把多智能体强化学习问题简化为一组共享同一环境的、学习过程同时发生的单智能体强化学习问题。智能体只根据各自观察做出决策，学习获得各自个体策略 $\pi_i(a_i|o_i)$。于是，智能体 $\text{Agent}_i(i=1,2,\cdots,n)$ 的最优策略可以通过求解下面的贝尔曼（Bellman）方程得到

$$\pi_i^*(a_i|o_i) = \underset{a_i \in A_i}{\arg\max}\left\{\sum_{a_{-i}\in A_{-i}}\left[\boldsymbol{\pi}_{-i}(a_{-i}|o_i)\left(r_i(a_i,a_{-i},o_i)+\gamma\sum_{s'\in S}p(s'|s,a_i,a_{-i})\max_{a_i'\in A_i}\{Q(o_i',a_i')\}\right)\right]\right\}$$

$$(1\text{-}37)$$

其中，$\arg\max$ 为最大值算子 $\max$ 的逆运算；$\boldsymbol{\pi}_{-i}(a_{-i}|o_i)$ 为除智能体 Agent_i 之外的其他所有智能体的策略向量。

由于 $\pi_i^*(a_i|o_i)$ 受到 $\boldsymbol{\pi}_{-i}(a_{-i}|o_i)$ 的影响，智能体"各自为政"，没有一个共同的优化目标，其他智能体的策略变化会使环境变得不稳定，导致式（1-37）的求解过程难以收敛到最优策略，容易出现非平稳性问题，因此 IQL 模型缺乏严格的最优性保证。

2）联合学习式

在联合学习式的合作多智能体强化学习中，智能体完全集中地学习一个动作价值函数，通过采取联合行动（或动作）完成合作任务。这能够有效避免独立学习式的非平稳性问题或不收敛性。联合学习式采取分解全局奖励函数、接收环境和智能体结构等相关先验知识的方式，实现联合行动。当智能体团队执行联合行动时，各智能体按照自身策略采取动作，并组成联合动作作用于环境，以改变环境的全局状态，根据环境反馈的联合奖励进行下一步的学习。但是，在大型的复杂任务中，随着智能体数量的增加，联合动作空间也会变得异常庞大，使联合学习式变得不切实际、学习效率较低，而且环境针对联合动作提供的联合奖励与每个智能体的学习没有直接的关联，因为奖励是智能体共同采取联合动作的结果，这也容易导致智能体之间的学习程度不均衡。因此，联合学习式也存在一定弊端。

3）集中训练分散执行式

集中训练分散执行式[18]能够弥补独立学习式和联合学习式的缺点，通过共享额外的信息减少环境的非平稳性和部分不可观察性。在训练阶段，智能体通过共享的联合动作价值函数学习合作策略，即集中训练。在决策阶段，智能体根据学习得到的策略进行决策，选择最优动作并作用于环境，即分散执行。动作价值驱动的多智能体强化学习可以看作一个共享的、集中化的动作价值函数 Q_{joint}，每个智能体 i 选择最大化自身动作价值函数 Q_i 的动作进行分散决策，分散策略以每个智能体的局部观察作为历史条件，缓解了联合动作空间随智能体的数量呈指数增长的问题。但是，这种集中训练分散执行式也同样面临一些挑战与困难，比如，联合动作价值函数的表示、集中训练分散执行式的策略一致性等问题。

尽管合作多智能体强化学习的研究已经取得一些成果，但依然面临着许多亟待解决的重要挑战与问题。

（1）策略一致性问题。在价值驱动的合作多智能体强化学习中，智能体在模型训练过程中无法感知环境的全局状态，只能根据智能体各自观察进行决策。奖励是所有智能体执行联合动作共同作用的结果，决策动作需要根据智能体团队联合策略执行，最优策略受环境和其他智能体策略的共同影响。智能体团队策略与智能体个体决策的一致性是多智能体强化学习研究的重要挑战。

（2）维度灾难问题。在复杂的大型任务中，各种各样的动作和状态组合导致状态概率转移矩阵的维度呈指数级增长，智能体在探索中对历史经验的存储将会消耗大量的计算资源，造成状态转移困难，模型会因为维度灾难的问题而受到限制。

（3）信度分配问题。在具有联合奖励信号的合作任务中，智能体共享同一环境奖励，无法确定不同智能体的个体贡献度。这使得智能体学习策略变得更加困难，因为智能体无法判断来自环境的全局奖励是因为自己的决策还是因为其他智能体的行动，所以对于联合奖励的分配问题是合作多智能体强化学习的一个重要挑战。

（4）稀疏奖励问题。在复杂的长周期决策任务中，多智能体强化学习根据环境反馈进行学习和决策，但由于决策周期长，奖励的时效性较差，只有当决策周期结束后才能获得关于决策行为的反馈。由于多智能体强化学习是严重依赖奖励进行学习的模型，奖励的稀疏性和滞后性使得模型学习变得更加困难。

1.4.2　合作多智能体强化学习的应用

传统的强化学习以应用单个智能体为主，而现实中的序列决策问题都是多目标、多层次的，往往需要多个智能体共同合作来完成。多智能体强化学习通过引入多个智能体的相互合作或竞争来完成复杂的任务。

现有的合作多智能体强化学习研究主要集中在游戏等虚拟场景[19,20]。近年来，在现实场景中应用多智能体合作学习方法，也表现出比单智能体更好的性能。针对在线 Web 服务组合问题，多个智能体之间相互合作，通过共享策略，可以实现 Web 服务组合的优化[21]。在交通领域，智能体可以与相邻智能体共享对路口状态的观察，通过学习和合作，实现对路口交通信号灯的最佳控制。合作多智能体强化学习也可以应用于股票交易策略中，当几个智能体想要以最高价格向一个客户合作出售股票时，智能体就可以通过模拟股票交易过程，提供最优的交易决策，实现对股票的自动清算。针对现实中的灾难响应管理，应用合作多智能体强化学习可以使多个决策者在不完全信息下共同做出合理的灾难应对决策，从而把灾难损失降至最低[22]。尽管合作多智能体强化学习在现实决策问题中有诸多的应用，但是在医疗决策领域的应用研究还不够多，主要集中在对医学图像数据的利用方面[23]，在药物剂量控制和个性化的疾病治疗方案推荐方面的研究较少。Li 等[24]通过线性加权的价值分解方法、智能体之间相互合作，解决糖尿病（diabetes mellitus，DM）酮症酸中毒患者的血糖控制问题，为患者推荐最佳的胰岛素注射剂量，验证了合作多智能体强化学习在药物剂量控制方面的可行性。

合作多智能体强化学习可以解决现实环境中的复杂决策问题，已经被应用于越来越多的领域，但在医疗决策领域的应用研究还不够丰富，尤其是在多疾病治疗时对多种药物的组合使用中。Li 等[24]通过研究证实，合作多智能体强化学习能够应用于单一疾病中，但现实中多疾病患者是普遍存在的，因此该研究的应用范围具有一定的局限性。

1.5　深度强化学习

在强化学习中，智能体的决策效用可以通过在不同状态 $s \in S$ 下采取不同动作 $a \in A$ 所对应的价值来表示，即状态动作价值函数 $Q(s,a)$，具体可以表示如下：

$$Q(s,a) = E_{\pi(a|s)} \left[\sum_{t'=1}^{t} \gamma^{t'-1} r_{t'} \middle| s_t = s, a_t = a \right] \tag{1-38}$$

智能体的目标是通过最大化状态动作价值函数 $Q(s,a)$ 学习获得最优策略 $\pi^*(a|s)$，即 $\pi^*(a|s)$ 满足下面的关系式：

$$\pi^*(a|s) = \underset{a \in A}{\mathrm{argmax}} \left\{ Q(s,a) \right\} \tag{1-39}$$

强化学习采用试错的方式学习经验，智能体需要在利用当前积累的经验和探索新经验之间寻求平衡。常见的动作选择方法是 ε 贪婪策略，用来实现探索与利用之间的权衡。智能体以一定概率 $\varepsilon \in [0,1]$ 选择最佳动作 $a^* \in A$，以 $1-\varepsilon$ 的概率探索 a^* 之外的其他动作。最佳动作 a^* 可以通过求解下面的优化问题得到

$$a^* = \underset{a \in A}{\arg\max} \left\{ E_{s' \in S} \left[r + \gamma \max_{a' \in A} \left\{ Q(s',a') \right\} \middle| s,a \right] \right\} \tag{1-40}$$

贪婪率 ε 的大小导致智能体有"远见"和"短视"之分，短视的智能体倾向采取能在短期内实现奖励最大化的动作，不考虑对环境状态的长期影响，远见的智能体则正好相反。

时间差分（temporal difference，TD）学习是强化学习中最核心的思想。它可以直接从与环境互动的经验中学习策略。智能体在运行的每一个回合的每一步都会进行一次策略更新，无须等待与环境交互的最终结果，逐步更新速度更快。TD 学习可以根据已得到的估计值来更新当前的状态动作价值函数。TD 学习的误差 φ 可以表示为

$$\varphi = r + \gamma Q(s',a') - Q(s,a) \tag{1-41}$$

其中，r 为单步决策的奖励；$s' \in S$ 和 $a' \in A$ 分别为下一时刻的状态和动作。因此，状态动作价值函数可以按照下面的关系式进行 TD 学习的更新：

$$Q(s,a) \leftarrow Q(s,a) + \alpha\varphi \tag{1-42}$$

其中，$\alpha \in (0,1]$ 为单步更新的步长，即学习率。

由于这种方式通过学习 $Q(s,a)$ 进行策略更新，因此也被称作 Q 学习（Q-learning）。但是随着状态和动作的维度增加，Q 学习容易受到维度诅咒，导致算法效率低下[25]。

随着神经网络在处理高维度问题时表现出的强大优势，深度强化学习采用带参数的神经网络能够近似智能体的状态动作价值函数。DQN[26]模型是深度强化学习的经典模型，它采用两个具有相同架构的评价网络 $Q(s,a,\theta)$ 和目标网络 $Q(s',a',\theta')$ 计算智能体的状态动作价值函数，θ 和 θ' 分别表示评价网络和目标网络的参数向量，评价网络用于选择动作 a，目标网络用于估计状态动作价值函数 $Q(s,a)$。目标网络是具有周期性地从评价网络中复制而来，并在一定的迭代过程中保持不变。

在 DQN 模型进行学习的过程中，参数更新过程会导致过去的经验被新的经验覆盖。在时间序列问题中，经验之间存在高度的相关性，为了避免智能体对探索经验的遗忘，导致经验之间的相关性减少，DQN 模型采取经验回放机制进行学习，从而提高经验的利用效率。在智能体的每一次探索中，都会获得当前任务的经验元组。这一经验元组由当前状态 $s \in S$、当前动作 $a \in A$、获得的奖励 $r \in R$、下一时刻的状态 $s' \in S$ 和动作 $a' \in A$、终止时刻 T_0 及环境的其他信息 info（如患者的生存状态）组成，记作 $\langle s,a,r,s',a',T_0,\text{info} \rangle$，存储在经验缓冲区 D 中。DQN 模

型通过从 D 中随机抽取样本 s、a、r 与 s'，损失函数 $L(\boldsymbol{\theta})$ 可按照下面方式计算：

$$L(\boldsymbol{\theta}) = E_{s,a,r,s'\sim D}\left[r + \gamma \max_{a'\in A}\left\{ Q(s',a',\theta')\right\} - Q(s,a,\theta)\right]^2 \qquad (1\text{-}43)$$

并通过最小化损失函数 $L(\boldsymbol{\theta})$，对参数 $\boldsymbol{\theta}$ 进行更新。

　　DQN 模型容易高估状态动作价值，导致模型学习到次优解。为了提高状态动作价值函数估计的准确性，Double DQN（双深度 Q 网络）模型[27]是在 DQN 模型的基础上进行改进的，通过额外的带参数 $\boldsymbol{\theta}^-$ 的网络来估计目标网络的值。Double DQN 模型的架构与 DQN 模型相同，动作的选择由目标网络完成，但 Double DQN 模型使用额外的参数 $\boldsymbol{\theta}^-$ 重新估计策略的值，并把其作为新的目标状态动作价值函数进行更新。Double DQN 模型与 DQN 模型的主要区别在于 Double DQN 模型的损失函数按照下面方式计算：

$$L(\boldsymbol{\theta}) = E_{s,a,r,s'\sim D}\left[r + \gamma Q\left(s', \operatorname*{argmax}_{a'\in A}\left\{ Q(s',a',\theta')\right\}, \boldsymbol{\theta}^- \right) - Q(s,a,\theta)\right]^2 \qquad (1\text{-}44)$$

　　DQN 模型和 Double DQN 模型都忽略了状态价值对策略学习的影响，状态价值 $V(s,\boldsymbol{\theta})$ 表示当前状态下所有动作的价值，可以按照下面方式计算得到

$$V(s,\boldsymbol{\theta}) = E_{a\sim\pi(a|s)}\left[Q(s,a,\theta)\right] \qquad (1\text{-}45)$$

　　Dueling DQN（竞争深度 Q 网络）模型通过引入动作优势价值 $\mathcal{A}(s,a,\boldsymbol{\theta})$ 来表示智能体所选择的动作相较于其他动作的相对重要性，明确分离了状态价值和动作优势价值的表示。这样，智能体将学习到哪些状态是有价值的，而不需要计算每个状态下各动作的价值。Dueling DQN 模型的动作优势价值可按照下面方式计算：

$$\mathcal{A}(s,a,\boldsymbol{\theta}) = Q(s,a,\boldsymbol{\theta}) - V(s,\boldsymbol{\theta}) \qquad (1\text{-}46)$$

　　因此，Dueling DQN 模型的状态动作价值函数由状态价值函数和动作优势价值函数两部分组成，即可通过下面方式计算得到

$$Q(s,a,\boldsymbol{\theta}) = V(s,\boldsymbol{\theta}) + \mathcal{A}(s,a,\boldsymbol{\theta}) \qquad (1\text{-}47)$$

动作优势价值函数可以通过对策略中动作的预测计算得到。

第 2 章　生成对抗网络可解释性深度学习的患者死亡风险预测

死亡风险预测是利用 EHR 进行研究的一项重要任务,特别是对 ICU 患者。临床医生需要对患者的生理状态进行全面的风险评估,这样可以通过构建高效的死亡风险预测模型进行预测,从而改善患者预后。随着机器学习和深度学习的发展,深度学习预测模型在准确率等指标上取得显著进展。然而,目前的研究存在的主要问题有两个方面。一方面,死亡风险预测问题是一个数据类别不平衡的问题。死亡患者的数量远远小于存活患者的数量,所导致的类别不平衡数据集会使深度学习方法产生偏差,从而降低预测模型的可信度。另一方面,预测算法的可解释性比较有限。例如,无法准确解释深度学习模型如何分析患者生理变量并改变患者的预后。因此,在深度学习模型的研究中,需要解决这些问题并提高模型的可解释性,以便向临床医生提供可行的建议。本章提出一种 GAN 可解释性深度学习的患者死亡风险预测模型,采用条件扩充方法,解决 EHR 中的数据类别不平衡问题,并使用 Shapley(夏普利)值研究生成模型对分类器可解释性的影响。通过在目前最大的 EHR 数据库 MIMIC 上进行实验,结果表明,所提出的模型在性能上优于基准模型,并为实验结果提供了可解释性分析。

2.1　电子健康记录概述

EHR 是指以计算机可处理形式存在的、关于护理主体健康状态的信息存储数据或记录。通常,EHR 又被称作电子健康档案或电子病历[28]。EHR 由医疗服务机构与患者一次或多次交互产生,主要记录的信息包括患者的人口统计资料、药物、生命体征、临床病史、实验室检测结果以及诊断报告等[29,30]。电子医疗记录(electronic medical record,EMR)与 EHR 相似,但 EMR 最常指的是单一的医疗事件,而 EHR 包含患者的整个医疗记录情况。目前,EHR 在学术界仍缺乏统一的定义。一方面,EHR 本身的功能形态还在不断发展中。另一方面,不同国家和组织根据自己的需求与理解给出各自的定义[31]。不过,人们对 EHR 应当具备的一些基本特征与功能还是有着比较相近的认识[32]。简而言之,学术界对 EHR 认识的共同点大于分歧。

EHR 旨在与医疗卫生组织或机构(如医疗实验室、药房以及学校诊所或医院等）共享信息。合理利用 EHR 的信息对于控制公共传染病、干预卫生应急事件、预防与监测慢性疾病、改善患者护理、增强临床决策支持和提高全民健康水平都具有重要的作用与价值[33,34]。EHR 和其他的健康数据数字化系统一样，可以让医疗保健变得更为智能、安全、高效。在这个过程中，人工智能和大数据等新一代信息技术发挥着巨大的推动作用[35,36]。

近年来，美国的卫生系统越来越多地采用 EHR。EHR 为临床医生、信息学家和其他卫生研究人员提供了大量研究机会及第一手数据资料。他们可以在大型的临床信息数据库上进行查询，从而快速获得相应的临床证据。

智慧医疗是我国《新一代人工智能发展规划》的发展方向之一。利用深度学习、区块链技术等开展的医疗，已经成为当前智慧医疗的核心组成部分。EHR 的建设与发展为智能技术在临床医疗中的应用提供了可靠的支撑和保障。尽管我国正在大力推动医疗信息化建设，但在 EHR 的规范化、标准化方面仍需改进，在医疗数据的开放获取和数据共享方面存在一些挑战。尤其是在我国的基本国情下，各地区医疗发展水平不平衡、不充分，如农村落后于城市、欠发达地区落后于发达地区、内陆落后于沿海等，严重制约了我国医疗信息化水平的稳步提高，合理、高效地推广与研究 EHR，将有利于提升我国现有的医疗信息水平。

2.2　生成对抗网络可解释性的患者死亡风险预测研究背景

利用 EHR 对患者死亡风险进行预测是近年来研究的热门话题，尤其是对 ICU 患者的死亡率预测[37,38]。死亡风险预测的主要挑战之一是建立一个准确、有效的预测模型。死亡风险预测模型可以为临床医生提供医疗辅助决策的信息，从而改善患者的预后。另一个主要挑战是如何实现死亡风险预测模型的高精确度与可解释性。EHR 与其他数据源不同，EHR 带有很多噪声、不规则采样、缺失值和异质性数据等。EHR 的这些特点给数据建模过程带来许多严重挑战[39,40]。

死亡风险预测目前存在两个关键性研究问题：数据类别不平衡与模型可解释性差。数据类别不平衡的建模挑战是由数据本身带来的。在 EHR 中，由于患者的死亡与存活比例是不平衡的，需要构建的模型能够正确检测出死亡患者。模型的可解释性同样重要，如果构建的模型不能在临床中向临床医生提供可以理解的建议，那么这样的模型是没有实际意义和价值的。

数据类别不平衡也是信息管理领域常见的问题之一。例如，在收集 EHR 中的健康与不健康两类病例时，时常会发生数据类别不平衡的问题[41]。数据类别不平衡会导致训练好的模型过度关注大类型样本，忽略或减弱小类型样本的学习。这是因为大类型样本比小类型样本更常见，所以模型更容易学习到大类型样本的特征。但是，事实上，小类型样本才是更值得关注的病例。比如，在 ICU 患者中，死亡的患者数量相比存活的患者数量要少得多。随着深度学习算法的不断发展，当数据存在类别不平衡时，深度学习方法即使有很高的准确性，其预测结果的可靠性、准确性、合理性也难以符合临床医疗或实验要求[42]。为了解决这个问题，一种常用的途径是采用下面三种技术：欠采样技术、过采样技术、混合采样技术。这些技术能够有效地降低人工标记的工作量，从而正确地扩充特定病例，获得类别代表性不足的数据样本。另一种途径是通过分类器对小类型样本施加额外的关注和学习，从而减少数据类别不平衡带来的影响。

目前的深度学习方法虽然在医疗领域表现出比肩人类医生的性能，但模型可解释性差一直是亟待解决的核心实际问题，也是目前该领域的热点问题[43]。模型可解释性研究中有一个著名的肥胖悖论：在大多数基于社区的研究中，肥胖与较差的预后直接相关，即肥胖症患者的死亡风险高于正常体重的患者。这可能是由糖尿病、高血压、心血管疾病的发病率增加所导致的[44]。然而，在 ICU 收治的患者中，肥胖是一个很强的生存益处。多项研究表明，肥胖危重症患者比正常体重危重症患者的预后更好[45]。深度学习模型的可解释性研究有助于理解患者个体生理变量对其预后产生的影响。现有深度学习模型的可解释性研究中达成了一种共识，即深度学习模型的预测准确性与可解释性之间始终存在一个权衡。例如，在某些学习任务中，一个更深层、更大神经网络的性能表现始终胜过浅层结构的神经网络。这样的复杂结构神经网络虽然牺牲了简单的网络结构表示，但可以获得更好的模型性能表现。也有研究者认为，这种共识并不是完全正确的[46]，主要反驳理由是：在考虑具有现实意义的结构化数据时，较复杂的分类器和较简单的分类器之间的性能表现往往没有很明显的区别[47]。然而，在医疗领域中，准确性与可解释性是同等重要的，仅有高的准确性，但无法向医护人员和临床医生做出解释的研究是没有实践意义的[48]。

为了应对这些挑战，本章提出一种 GAN 可解释性深度学习的患者死亡风险预测模型，其目的是用数据类别不平衡的 EHR 对 ICU 患者的死亡率进行预测。该模型针对 EHR 中 ICU 患者的不平衡类别，采用 CWGAN 生成一批新的小类型样本（死亡患者），从而扩充原始数据，使数据类别平衡，然后采用 Shapley 值来解释 CWGAN 的扩充前后模型。研究结果表明，CWGAN 可以有效地提高死亡风险预测模型的性能，分类结果比基准模型更好。

2.3　生成对抗网络可解释性深度学习的患者死亡风险预测模型

本节着重提出可解释性患者死亡风险预测模型，其算法流程如图 2-1 所示。首先，利用 SQL（structured query language，结构化查询语言）把 MIMIC 中的数据按照研究对象的筛选条件进行提取，提取的信息包括患者的生理特征和人物画像等。其次，把提取得到的数据按死亡和存活的类别比例，均匀地分为训练集和测试集，并对训练集的数据进行扩充。数据扩充方法采用 CWGAN、SVM-SMOTE（support vector machine-synthetic minority over-sampling technique，支持向量机-合成少数类过采样技术）和 Borderline-SMOTE（borderline-synthetic minority over-sampling technique，边界-合成少数类过采样技术）。数据扩充后，采用 K-S（Kolmogorov-Smirnov，科尔莫戈罗夫-斯米尔诺夫）检验与 Q-Q（quantile-quantile，分位数-分位数）图检验生成数据的质量。完成数据质量检验后，利用扩充后的数据集进行死亡风险预测，其中分类器采用 MLP、XGB（extreme gradient boosting，极端梯度提升）、SVM（support vector machine，支持向量机）与 RF。最后，分别从测试集中的死亡患者和患者个体案例两个角度，利用 Shapley 值可解释性分析器进行分析。

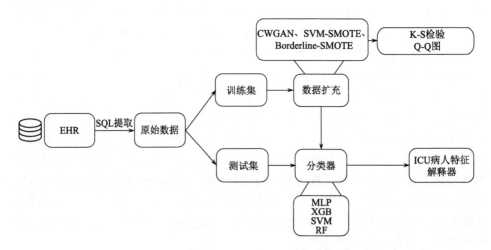

图 2-1　EHR 驱动的死亡风险预测算法流程图

2.4　实验数据集及患者队列预处理

本节先介绍实验数据集 MIMIC-III，并说明相应的数据提取以及算法实现过程，然后描述如何进行数据生成实验以及实验的其他细节信息。

PhysioNet 英文名称为 Research Resource for Complex Physiologic Signals，中文可翻译为复杂生理信号研究资源，其网站为 https://physionet.org/。PhysioNet 最初是在美国国立卫生研究院（National Institutes of Health，NIH）的国家研究资源中心支持下于 1999 年建立的，现在由美国麻省理工学院（Massachusetts Institute of Technology，MIT）的计算生理学实验室管理。该网站提供免费、公开的生物医

学信号与一系列的开源软件,促进以数据为主的生物医学相关研究。我们将采用来自 PhysioNet 旗下的大型数据集 MIMIC[49]作为实验数据集。

MIMIC 是目前全球最大的 ICU 患者医疗数据库之一。该数据库整合了马萨诸塞州波士顿的贝斯以色列女执事医疗中心(Beth Israel Deaconess Medical Center,BIDMC)住院患者的全面临床数据,并根据数据的使用协议,允许国际研究人员广泛访问这些数据。MIMIC 第三版数据集 MIMIC-III 累计包含 2001~2012 年进入 ICU 的成年患者的 53 423 例不同医院入院数据和 2001~2008 年 ICU 收治的 7870 名新生儿数据。该数据库包括人口统计、生命体征、床边收集的体征测量(大约每小时收集 1 个数据点)、实验室测试结果、手术程序、处方药物、护理人员记录、成像报告和死亡率(包括出院后)等数据。

1)MIMIC-III 数据结构

MIMIC-III 是一个由 26 张不同表组成的关系数据库。这些表包括患者住院基本信息表、疾病诊断表、实验室化验结果表、医嘱信息表等,如表 2-1 所示。

表 2-1　MIMIC-III 数据结构表

表名	内容信息	记录数/条
Admissions	住院基本信息	58 976
Callout	实际出院的信息	34 499
Caregivers	护理人员信息	7 567
Chartevents	测量事件记录	330 712 483
Cptevents	治疗措施表	537 146
Datetimeevents	治疗操作时间表	4 485 930
Diagnoses_ICD	疾病诊断信息表	14 567
Drgcodes	诊断相关组代码表	125 557
D_CPT	治疗措施字典	134
D_ICD_Diagnoses	ICD-9 疾病诊断字典	651 047
D_ICD_Procedures	手术操作代码字典	3 882
D_Items	记录代码字典	12 487
D_Labitems	实验室化验代码字典	753
ICUstays	入住 ICU 信息	61 532
Inputevents_CV	患者注射信息(信息源为 CareVue)	17 527 936
Inputevents_MV	患者注射信息(信息源为 MetaVision)	3 618 991
Labevents	实验室化验表	27 854 056
Microbiologyevents	微生物化验结果	631 726
Noteevents	医嘱表	2 083 180

续表

表名	内容信息	记录数/条
Outputevents	患者流出体液情况表	4 349 218
Patients	患者信息表	46 520
Prescriptions	处方表	4 156 450
Procedureevents_MV	治疗过程表（信息源为 MetaVision）	258 066
Procedures_ICD	诊断过程表	240 095
Services	接受服务治疗表	73 343
Transfers	床位转移信息表	261 897

注：ICD 的全称为 international classification of diseases（国际疾病分类）

表 2-1 中的所有表均依靠三种后缀"id"的标识符进行链接。例如，subject_id 代表具有这个唯一标识符的患者，hadm_id 代表具有这个唯一标识符的入院号，icustay_id 代表具有这个唯一标识符的重症监护室的入院号。通过不同的"id"标识符对表格进行链接，能够利用数据库语言，对所需要的数据进行提取。

2）MIMIC-III数据处理流程

EHR 中包含的大量临床信息，如临床笔记、诊断表、用药记录、手术记录以及患者基本信息等，通常保存在大型数据库中。不同于单一任务型数据库 Kaggle 和 ICU 中的数据，在 EHR 驱动的研究中，研究者通常根据自身的研究目的，采用 SQL 算法，对数据库中的患者队列以及相应的特征进行提取。把提取得到的数据保存在表格文件中，再利用相应的数据处理软件（如 R 语言、Python 等），对表格中的数据进行处理和分析。MIMIC-III数据处理流程如图 2-2 所示。

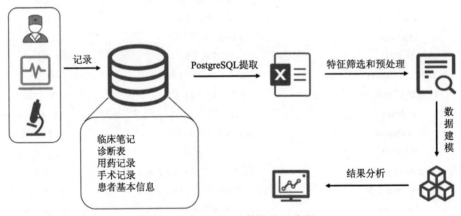

图 2-2　MIMIC-III数据处理流程

2.4.1　患者群体及特征提取

根据现有研究和患者群体的特征，提取首次入住 ICU 的患者基本信息，包括性别、年龄、身高、体重以及患者入院后 24 小时内的实验室测量结果。表 2-2 给出了 27 个实验室检测指标及其中文名称和缩写,以便在后续的可解释性分析中准确识别测量值。为了提高数据的质量,这里只考虑患者入院前 24 小时内的测量值,患者特征指标的缺失比例情况相较于更短的时间间隔有明显的改善。此外,本节还根据文献,考虑五种常见的生理学评分作为死亡风险衡量的特征指标:急性生理学评分Ⅲ(apsiii)、简化急性生理学评分Ⅱ(sapsii)、系统性炎症反应综合征(sirs)、Logistic 器官功能障碍评分(lods)、急性病严重程度评分(oasis)。

表 2-2 实验室检测指标

检测指标	中文名称	缩写
hematocrit	血细胞比容	
hemoglobin	血红蛋白	
platelets	血小板	
white blood cell	白细胞	wbc
anion gap	阴离子间隙	
bicarbonate	碳酸氢盐	
blood urea nitrogen	血尿素氮	bun
calcium	钙	
chloride	氯化物	
creatinine	肌酐	
glucose	葡萄糖	
sodium	钠	
potassium	钾	
abs_basophils	绝对计数嗜碱粒细胞	
abs_eosinophils	绝对计数嗜酸性粒细胞	
abs_lymphocytes	绝对计数淋巴细胞	
abs_monocytes	绝对计数单核细胞	
abs_neutrophils	绝对计数中性粒细胞	
international normalized ratio	国际标准化比值	inr
prothrombin time	凝血酶原时间	pt
partial thromboplastin time	部分凝血活酶时间	ptt
alanine aminotransferase	丙氨酸氨基转移酶	alt
alkaline phosphatase	碱性磷酸酶	alp
aspartate aminotransferase	天冬氨酸转氨酶	ast
bilirubin	胆红素	
coefficient variation of glucose	血糖变异度	cv
count_hypoglycemia	低血糖次数	

在提取得到的患者队列中,删除缺失一个或多个基本信息且年龄小于 18 岁的患者,同时删除实验室检测指标缺失数量超过 30%的患者。最后,患者队列中总共留下 25 450 个患者,每个患者包含 27 个实验室检测指标和 5 个生理学评分。

患者队列特征简况如表 2-3 所示。表 2-3 按照存活与死亡患者分组,分别给出各指标的均值,括号中的数据为方差(男性人数一栏括号内为男性占比),实验室检测指标均为 MIMIC-III 标准单位下的测量值。从分组人数可以看到,死亡患者与存活患者的比例接近 1∶10,这说明数据集存在数据类别不平衡现象。最后一列的 p 值表示独立样本 t 检验的值,用于检验变量在两组不同状态患者群体下是否有显著性差异。从统计上看,两组患者群体均未通过方差齐性检验,这里采用 Welch-t 检验。Welch-t 检验主要在两组数据方差不相等时检验样本的差异性。该检验假设两组数据均从高斯群体中抽样,但并不假设这两个群体具有相同的标准差。在性别特征中,用虚拟变量表示,1 表示男性,0 表示女性,性别的统计检验采用 Fisher 精确检验。Fisher 精确检验是统计显著性检验方法,用于检查两个二进制变量的差异性。

表 2-3　患者队列特征简况

指标类型	特征	总体	死亡患者	存活患者	p
人口统计学	人数/个	25 450	2 477	22 973	
	年龄(age)/岁	65.3(16.1)	69.79(15.56)	64.8(16.1)	<0.01
	男性人数/个	15 397(0.60)	1 381(0.56)	14 016(0.61)	<0.01
	body mass index(身体质量指数)	28.7(7.5)	28.5(8.7)	28.7(7.4)	0.26
实验室检测指标	hematocrit/%	29.76(10.2)	30.21(10.16)	29.71(10.2)	<0.1
	hemoglobin/(g/dL)	9.16(4.17)	9.25(4.02)	9.15(4.18)	<0.1
	platelets/个	166.42(114.07)	160.97(119.87)	167(113.41)	<0.1
	wbc/(k/μL)	11.6(8.96)	13.89(12.88)	11.35(8.02)	<0.01
	anion gap	13.15(5.39)	15.93(6.75)	12.85(5.13)	<0.01
	bicarbonate/(mEq/L)	21.41(6.96)	18.99(7.68)	21.67(6.82)	<0.01
	bun/(mg/dL)	21.82(19.05)	31.7(24.98)	20.76(17.97)	<0.01
	calcium/(mg/dL)	8.23(1.12)	8.09(1.33)	8.25(1.09)	<0.01
	chloride/(mg/dL)	37.35(39.15)	48.91(43.81)	36.11(38.41)	<0.01
	creatinine/(μmol/L)	1.34(1.29)	1.8(1.43)	1.29(1.27)	<0.01
	glucose/(mg/dL)	114.22(75.74)	137.28(91.22)	111.73(73.44)	<0.01
	sodium/(mEq/L)	123.34(40.58)	125.31(39.24)	123.12(40.72)	<0.01
	potassium/(mEq/L)	4.3(0.59)	4.39(0.73)	4.29(0.57)	<0.01
	abs_basophils	2.08(3.73)	2.32(4.33)	2.06(3.67)	<0.01

续表

指标类型	特征	总体	死亡患者	存活患者	p
实验室检测 指标	abs_eosinophils	6.59（20.22）	6.56（30.56）	6.59（18.97）	0.944
	abs_lymphocytes	64.35（272.12）	61.06（271.46）	64.74（272.21）	0.522
	abs_monocytes	23.25（42.06）	30.15（61.75）	22.43（38.99）	<0.01
	abs_neutrophils	383.83（615.51）	479.6（762.89）	372.34（594.37）	<0.01
	inr	1.47（0.73）	1.8（1.04）	1.43（0.67）	<0.01
	pt/s	15.05（7.59）	17.82（10.9）	14.74（7.06）	<0.01
	ptt/s	33.71（19.08）	39.29（24.52）	33.09（18.27）	<0.01
	alt/（IU/L）	121.73（511.19）	190.77（596.14）	109（492.92）	<0.01
	alp/（IU/L）	90.08（102.3）	102.69（123.7）	87.76（97.69）	<0.01
	ast/（IU/L）	186.59（807.58）	357.11（1 310.71）	155.25（670.94）	<0.01
	bilirubin/（mg/dL）	1.7（3.98）	2.85（6.1）	1.49（3.41）	<0.01
	cv/%	0.26（0.17）	0.3（0.19）	0.25（0.17）	<0.01
	count_hypoglycemia	0.02（0.17）	0.06（0.3）	0.02（0.15）	<0.01
生理学评分	apsiii	48.76（25.58）	78.9（30.3）	45.51（22.75）	<0.01
	sapsii	36.89（14.49）	50.15（15.98）	35.45（13.56）	<0.01
	sirs	2.64（0.94）	3.02（0.86）	2.6（0.94）	<0.01
	lods	5.09（3.4）	8.84（3.76）	4.68（3.1）	<0.01
	oasis	32.95（9.51）	42.13（9.33）	31.96（8.98）	<0.01

　　从表 2-3 中的 p 值一栏可知，在 0.1 的显著性水平下观测，仅有三组指标大于 0.1，即在这三组指标下，两组患者群体在该变量的差异不显著。其余变量均在 p 值等于 0.01 和 0.1 的显著性水平下显著，这说明绝大多数变量在存活患者和死亡患者群组里存在显著差异。

　　图 2-3 汇总了首次进入 ICU 的患者的年龄信息分布情况。从图 2-3 中可以看出，年龄越小，进入 ICU 的患者就越少。随着年龄的不断增大，进入 ICU 的患者和比例也在不断增加，不小于 60 岁的患者占比达到 67%，其中 60~69 岁年龄段的患者数量最多，年龄超过 70 岁的进入 ICU 的患者数量出现下滑趋势。死亡人数占比随着年龄增大也呈现上升趋势。从图 2-3 中可以明显看到：30 岁以下进入 ICU 的患者死亡率在 0.5%，而大于等于 80 岁进入 ICU 的患者死亡率高达 15.2%。

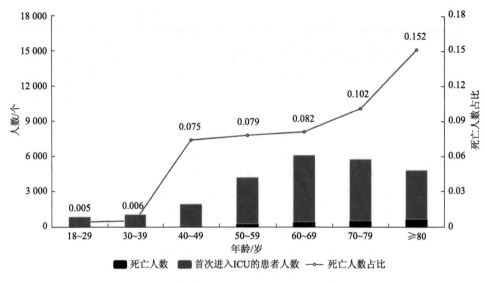

图 2-3　首次进入 ICU 的患者的年龄信息分布情况

2.4.2　患者入住 ICU 时长分析

患者入住 ICU 时长决定提取数据特征的时间范围。由于 MIMIC-III 数据库中记录的患者为 ICU 的患者。通常情况下，ICU 患者有更紧急的病情，且随时都有可能恶化，但有些患者经过治疗后，身体情况好转，转入普通科室。相比部分研究选择 72 小时或更长的预测时间而言，选择患者入住 ICU24 小时内的指标更有预测性，因为更近的时间会帮助临床医生对患者生理状态和死亡风险进行及时的判断。时间跨度越长，预测的时效性越低，预测死亡的实际意义越小。根据提取的患者队列的入住 ICU 时间长短设定适当的预测时间跨度是符合研究目的和常理的。如果平均入住 ICU 时间较短，则用于预测的可变时间跨度应较短，只有这样的预测，才具有时效性。因此，本节选择入住 ICU 后 24 小时内的数据，这些数据的预测性更强[50]。

患者入住 ICU 时长分布如表 2-4 所示。从表 2-4 中可以看到，患者入住 ICU 时长中位数为 55.73 小时，只有 11.58% 的患者入住 ICU 时长少于 24 小时。如果我们选择较长的入住 ICU 时间跨度，如 48 小时，那么会有 42.15% 的患者入住 ICU 时长小于 48 小时，这会使得死亡率预测模型的时效性明显降低。

表 2-4　患者入住 ICU 时长分布

分位数	最小值	11.58%	42.15%	中位数	58.21%	最大值
入住 ICU 时长/小时	0.67	24	48	55.73	72	2391.3

另外，基于 MIMIC 数据集的研究[51-53]均采用患者时序数据特征进行建模分析。受到这些研究工作的启发，本节提取患者进入 ICU 前 48 小时的测量数据，并以每 8 个小时作为一个时间节点，为每个患者提取出 18×8 的二维特征矩阵。表 2-5 列出了患者时序数据缺失情况。从表 2-5 中可以看出，时序数据的质量有明显问题，数据缺失问题非常严重。

表 2-5　患者时序数据缺失情况

特征名	缺失值/%
anion gap	52
albumin（白蛋白）	92
bicarbonate	50
bilirubin	88
creatinine	50
chloride	49
glucose	45
hematocrit	43
hemoglobin	52
lactate（乳酸盐）	84
platelets	53
potassium	42
ptt	66
inr	67
pt	67
sodium	48
bun	50
wbc	54

现有的多数研究并没有指明时序数据缺失情况，只简单提到已对时序数据采用均值或中值等常规方法进行数据预处理。文献[54]也提到，MIMIC 数据集在处理时序数据中存在大量的缺失值。该文献的作者提取了 16 个变量的时序数据，仅有 3 个变量的时序数据缺失值在 10%左右，其他变量的时序数据缺失非常严重，比如，有 3 个变量的时序数据缺失值超过 80%，6 个变量的时序数据缺失值超过 90%。

一般情况下，当时序数据中存在大量的缺失值时，预测模型会丢失大量的有用信息，导致预测模型不可靠，从而降低预测结果的准确性、可解释性。为此，在本节的研究中，采用患者的截面特征数据，选取患者进入 ICU 前 24 小时的特征，数据的质量良好，所有变量的时序数据的缺失值均小于50%，其中8个变量的时序数据的缺失值在40%左右，其余23个变量的时序数据的缺失值小于1%。

2.5　生成模型数据及生成数据质量对比分析

本节将利用K-S检验与Q-Q图对CWGAN与传统生成模型所生成的数据质量进行验证、分析。

由于MIMIC-III数据集的质量问题，从MIMIC-III数据集中提取的特征是一维的，CNN（convolutional neural network，卷积神经网络）或RNN等算法的数据结构要求并不适用。为了展示CWGAN在数据扩充性能上的表现，这里采用SVM-SMOTE和Borderline-SMOTE作为基准算法进行比较。SMOTE（synthetic minority over-sampling technique，合成少数类过采样技术）是一种合成新的少数类别样本的算法，可以按照下面迭代公式生成新的数据：

$$x_{\text{new}} = x + \text{Rand}([0,1]) \times (x - x_n) \tag{2-1}$$

其中，x_{new}为子类别中的新样本；x_n为样本x的最近邻样本；$\text{Rand}([0,1])$为在单位闭区间[0,1]上的随机抽样函数。由于SMOTE对所有少数类别样本一视同仁，并未考虑近邻样本的类别信息，因此采用SMOTE直接对数据集进行过采样是一种不恰当甚至比较危险的操作。SMOTE对生成新的数据没有任何约束，具有很大的随机性，往往导致在采样过程中出现样本混叠等现象，造成分类效果不佳。

Borderline-SMOTE是SMOTE的一种改进算法，只选择边界上的少数样本合成新样本，很好地解决了SMOTE生成样本混叠问题，从而改善样本的分布。Borderline-SMOTE采样过程把小类型样本分为安全类、危险类和噪声类三种类别，仅对危险类的小类型样本进行采样。Borderline-SMOTE只针对边界样本进行近邻线性插值，使得合成后的少数类别样本分布更加合理。

SVM-SMOTE[55]类似于Borderline-SMOTE。SVM-SMOTE使用SVM在原始训练集上训练SVM分类器后，利用边界区域与SVM的支持向量特性，确定边界区域。SVM-SMOTE在SVM的少数类别样本与其多个最近邻样本（点）连接起来的直线上随机生成数据。

在参数选择上，CWGAN的生成器和判别器都设置二元交叉熵损失函数，分别选择ADAM（adaptive moment estimation，自适应矩估计）和SGD（stochastic gradient descent，随机梯度下降）算法作为优化器，学习率为0.001。根据GAN的收敛性质，将训练轮数确定为800轮。隐含层分布选择单位闭区间[0,1]上的均匀分布。按照比例8∶2，把数据集划分为训练集和测试集。在训练集中，利用生成算法，添加死亡患者 18 378 例，使存活患者与死亡患者的比例为 1∶1，达到数据类别平衡。

当生成器趋于稳定或收敛时，生成的数据质量才会可靠。例如，采用 CWGAN 进行数据生成时，当判别器的准确率趋于 0.5，其生成的数据才能稳定、可靠。GAN 训练过程如图 2-4 所示。在判别器的准确率收敛时进行数据的生成，即满足第 1 章中的定理 1.1 和定理 1.2 时，生成的数据才是有效的。现有研究缺乏对 GAN 收敛性以及对应参数的讨论[56]，生成模型不收敛会造成生成数据不稳定、生成数据质量不高等问题。通过对 GAN 进行理论收敛性分析，可以确定 GAN 训练轮数在 800 轮。

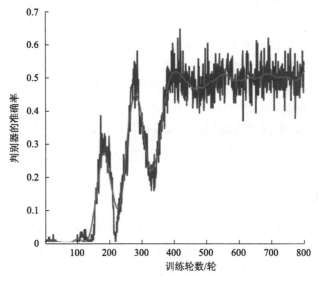

图 2-4　GAN 训练过程

不同于数值生成任务，GAN 在图像和视频生成任务中可以直观地对生成图片进行展示。对于结构化的 EHR 数据，需要进行相应的检验，以判定生成数据的质量，而目前的研究都忽略了该问题[56,57]。探究数据质量是对数据进行有效分析的前提，也是数据管理的重要一环。生成数据的质量检验是研究中的关键一环，因为数据质量决定它们在实际应用中的有效性和可靠性。如果数据质量不佳或存在错误，则可能会导致结论与决策的错误，这将对理论研究或实际应用产生负面影响。因此，进行数据质量检验是确保生成数据正确性的必要手段。数据质量检验也需要考虑数据是否完整、准确、一致、合理、可靠等，以确保生成数据的可信度。

通常，生成数据质量检验方法包括数据可视化、统计检验等。数据可视化可以直观地发现数据集中的异常与偏差。统计检验可以通过假设检验和置信区间等方法进行分析，从而验证数据集与原始数据集的一致性。综合运用数据质量检验方法，可以更全面地评估生成数据的质量，保证生成数据的正确性和可靠性。

下面，采用 K-S 检验和 Q-Q 图两种方法，分别对不同生成模型所生成的数据质量进行分析。

1）K-S 检验分析

通常，K-S 检验用来分析变量是否符合某种分布或比较两组（或个）变量之间有无显著性差异。在统计学中，K-S 检验是比较两个样本最常见、通用的非参数方法之一，因为它对两个样本的经验累积分布函数的位置和形状的差异都很敏感。K-S 统计量量化样本的经验分布函数与参考分布的累积分布函数之间或两个样本的经验分布函数之间的距离。该统计量的零分布是在零假设下计算得到的，即样本来自单样本情况或来自相同分布（两组样本情况下）。在两个样本的情况下，原假设下考虑的分布是连续分布，但在其他方面不受限制。然而，两个样本的检验也可以在允许样本之间的不连续性、异质性和依赖性等更一般条件下进行。K-S 检验也可以用于检验两个潜在的一维概率分布是否不同。

在结构化 EHR 数据的情况下，K-S 统计量可以按照下面方式计算得到

$$D = \sup_{x}\{| F_1(x) - F_2(x) |\} \tag{2-2}$$

其中，F_1 和 F_2 分别为第一个样本和第二个样本的经验分布函数；sup 为上确界函数或运算符号。

从式（2-2）中可以看出，统计量越小，表示两个经验分布函数越接近或相同，而统计量越大，表示两个经验分布函数的差异越大。通常，K-S 检验采用双侧检验，即原假设为两个经验分布函数之间有显著差异，而备择假设为两个经验分布函数之间无差异。于是，如果 p 值越接近 1，则表明两组数据样本越相似；如果 p 值越接近 0，则说明两组数据样本差异性越大。因此，在不同的显著性水平下，要分析两组数据样本是否相近，则需要观察 p 值是否接近于 1。

根据原始数据中的变量，分别采用三种不同生成方法——CWGAN、SVM-SMOTE、Borderline-SMOTE，生成新的数据。表 2-6 汇总了不同生成方法的 K-S 统计量 D 和相应的 p 值。从研究的目的出发，一方面，需要生成模型能够生成足够多的新的数据，即新数据中含有原始数据中隐含的新信息；另一方面，希望生成模型能够生成尽可能符合原始数据分布的新数据，即假设检验应不拒绝原假设。总之，生成模型生成的新数据先要建立在符合原始数据分布的基础上，产生更多样的额外信息，才能符合患者的实际生理情况。

表 2-6　K-S 拟合优度检验

特征	CWGAN		SVM-SMOTE		Borderline-SMOTE	
	D	P	D	P	D	P
hematocrit	0.333	0.071	0.267	0.239	0.3	0.135
platelets	0.333	0.071	0.2	0.594	0.367	0.035
wbc	0.2	0.594	0.2	0.594	0.167	0.808
anion gap	0.433	0.007	0.167	0.808	0.233	0.393
bicarbonate	0.233	0.393	0.3	0.135	0.2	0.594
hemoglobin	0.267	0.239	0.333	0.07	0.3	0.135
bun	0.433	0.007	0.133	0.958	0.167	0.808
calcium	0.167	0.808	0.3	0.135	0.3	0.135
chloride	0.333	0.071	0.367	0.035	0.467	0.003
creatinine	0.367	0.035	0.467	0.003	0.467	0.003
glucose	0.3	0.135	0.167	0.808	0.133	0.958
sodium	0.2	0.594	0.267	0.239	0.333	0.071
potassium	0.3	0.135	0.2	0.594	0.433	0.007
abs_basophils	0.2	0.594	0.267	0.239	0.233	0.393
abs_monocytes	0.3	0.135	0.433	0.007	0.467	0.003
abs_neutrophils	0.367	0.035	0.233	0.393	0.133	0.958
inr	0.233	0.393	0.2	0.594	0.233	0.393
pt	0.267	0.239	0.167	0.808	0.467	0.003
ptt	0.133	0.958	0.167	0.808	0.2	0.594
alt	0.233	0.393	0.267	0.239	0.267	0.239
alp	0.267	0.239	0.233	0.393	0.467	0.003
ast	0.167	0.808	0.233	0.393	0.433	0.007
bilirubin	0.333	0.071	0.267	0.239	0.5	0.001
cv	0.167	0.808	0.2	0.594	0.333	0.071
count_hypoglycemia	0.233	0.393	0.167	0.808	0.267	0.239
age	0.333	0.071	0.467	0.003	0.233	0.393
apsiii	0.2	0.594	0.2	0.594	0.167	0.808
sapsii	0.367	0.055	0.2	0.594	0.233	0.393
sirs	0.467	0.003	0.333	0.071	0.333	0.071
lods	0.267	0.239	0.367	0.035	0.5	0.001
oasis	0.267	0.239	0.5	0.001	0.367	0.035

　　对表 2-6 中三种生成方法的 K-S 检验结果进行汇总，如表 2-7 所示。从表 2-7 中可以看到，在 31 个变量中，多数变量的 p 值在显著性水平为 0.1、0.05 和 0.01

下不拒绝原假设，表示生成的数据和原始数据属于同一分布。显著性水平越严格，不拒绝原假设的变量数量会越多。在显著性水平为 0.05 的条件下，SVM-SMOTE 一共有 25 个变量不拒绝原假设，CWGAN 有 26 个变量不拒绝原假设，它们的变量个数均超过 80%，即假设检验支持生成的数据与原始数据的分布无差异。SVM-SMOTE 和 Borderline-SMOTE 作为 SMOTE 的改进，在 EHR 数据的生成中也得到了验证。整体而言，多数变量的生成数据都与原始数据分布保持一致，且 CWGAN、SVM-SMOTE 比 Borderline-SMOTE 生成数据的分布质量更好，不拒绝原假设的变量个数更多。

表 2-7　不同显著性水平下不拒绝原假设的变量个数

显著性水平	CWGAN	SVM-SMOTE	Borderline-SMOTE
0.1	20	23	17
0.05	26	25	20
0.01	28	27	22

2）Q-Q 图分析

Q-Q 图是一种常用的数据可视化方法，也是一种比较两个概率分布的图形方法。它可以通过比较两组样本数据的分位数，绘制出图形，辅助判断两组样本数据的分布特征。如果样本数据沿着一条直线分布，则两组样本数据的分布是相似的；如果样本数据分布在一些非线性曲线上，则意味着两组样本数据的分布不相似。

Q-Q 图是一种用于比较数据集或理论分布的非参数方法。通常，使用 Q-Q 图比直接比较样本数据的直方图更具诊断性，因此不需要像散点图那样的成对观察值，甚至不需要比较两组样本数据数量是否相等。作为一种数据可视化方法，Q-Q 图能够提供图形化的样本数据分布拟合情况，而不是样本数据的统计量，可以作为 K-S 检验的一种补充。

由于部分变量在前面的 K-S 检验中未能通过显著性检验，这里选择 anion gap 和 ptt 两个变量作为代表，将生成数据与原始数据绘制成 Q-Q 图，如图 2-5 和图 2-6 所示。

生成模型生成数据的质量越好，变量的拟合效果应该越好，Q-Q 图中的分位点会更均匀地分布在直线 $y = x$ 的两侧。以 anion gap 变量为例，SVM-SMOTE 相较于 CWGAN 更贴近直线 $y = x$，特别是横坐标在单位闭区间[-1,1]上时。

类似地，对 ptt 变量也可以绘制其生成数据 Q-Q 图，如图 2-6 所示。从图 2-6 中可以看出，CWGAN 和 SVM-SMOTE 生成的数据都比较均匀地分布在直线 $y = x$ 的两侧。这说明生成数据与原始数据的拟合效果是良好的，而 Borderline-SMOTE 生成数据的质量稍差于前两者。

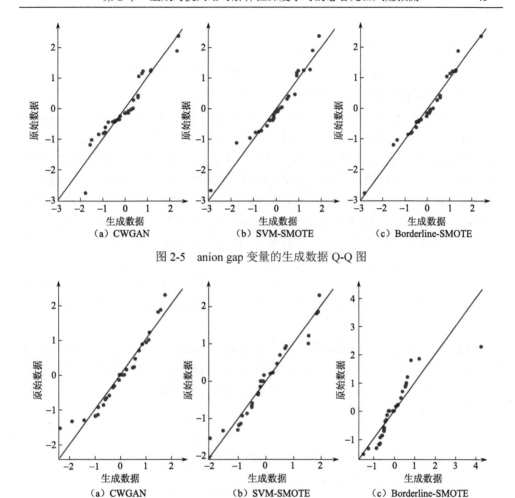

图 2-5　anion gap 变量的生成数据 Q-Q 图

图 2-6　ptt 变量的生成数据 Q-Q 图

CWGAN 作为 GAN 与 WGAN 的融合方法，其收敛性及收敛性条件与 GAN（或 WGAN）一样。CWGAN 的收敛性保证生成数据的分布与原始数据分布的拟合。与传统生成模型相比，CWGAN 依然能保证数据分布的合理性。与此同时，生成的数据不能要求与原始数据完全一致，因为需要生成模型生成的数据提供更多的隐含信息，从而保持数据的多样性。

从 K-S 检验与 Q-Q 图分析中可以得到，与传统生成模型相比，CWGAN 可以保持与原始数据分布的一致性，生成的数据可靠，且服从原始数据分布的变量个数更多。

2.5.1　患者死亡风险预测结果对比分析

本节针对不同数据扩充模型和多种分类器，利用交叉验证方式，分析不同生成模型生成额外的数据对患者死亡风险预测的影响。

在模型评估方面，采用受试者操作特征曲线下面积（area under the receiver operating characteristic curve，AUROC）和精确召回率曲线下面积（area under the precision-recall curve，AUPRC）评价模型的性能。AUROC 是一个用来衡量分类器性能的指标，可以通过受试者操作特征曲线与横坐标轴之间的面积大小反映分类器的性能，其含义可以解释为均匀抽取的随机真实样本排名在均匀抽取的随机假样本之前的期望。AUROC 是单位闭区间[0,1]上的数值。AUROC 越趋近 1，表示分类器具有越好的真假样本分类效果。AUPRC 可以解释为在不同阈值之间的精度，即平均精度。AUROC 和 AUPRC 对类别不平衡的模型分类能力具有较强的评判能力，因此在患者死亡风险预测研究中常被用来评价模型的预测能力，也是患者死亡风险预测的基准指标[58]。AUROC 和 AUPRC 越大，表明模型的预测能力越强。

为了保证实验结果的可靠性，本节使用交叉验证方法。交叉验证是机器学习模型验证的重要环节之一，可以用于检验机器学习模型对问题解释的能力。对前面的数据集进行 5 折交叉验证，即通过重复多次选取训练集，将全部数据遍历验证，其过程如图 2-7 所示。

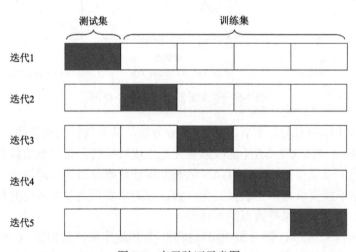

图 2-7　交叉验证示意图

本节采用 MLP、XGB、SVM 和 RF 作为分类器。MLP 是一种基本的人工神经网络结构，可以把一组输入向量映射到一组输出向量中。MLP 也可以看作由多个节点层组成的有向图，相邻节点层之间的节点完全连接。除了输入层的节点，每个节点都是一个具有非线性激活功能的神经元。反向传播（back propagation，BP）算法的监督学习方法通常被用来训练 MLP。XGB 是提升方法的一种实现方式，主要用于解决分类或回归问题。XGB 在各种数据样本分类、工业界等中应用广泛，主要因为其具有效果优良、使用简单、速度快等优点。SVM 在机器学习中，常用于解决分类与回归问题。RF 是通过随机方式，建立由 DT 组成的森林。RF 是一个包含多个 DT 的分类器，并且 RF 分类结果是由多数 DT 的分类结果共同确定，既可以处理离散型的属性（或特征）值，也可以处理连续型的属性值。另外，RF 还可以用来进行无监督学习的聚类分析和异常点检测。

　　由于 ICU 患者的队列是一个类别不平衡的数据集，划分数据集的时候，需要按照类别的平衡度进行，从而保证测试集与验证集的不同患者比例是相同的。本节使用标签"1"表示 ICU 患者在医院死亡，标签"0"表示 ICU 患者存活。

　　在参数选择方面，MLP 包含两个隐含层和一个输出层，第一隐含层、第二隐含层分别有 64 个、32 个神经元，输出层只有 1 个神经元。激活函数分别选用 tanh、relu 和 σ。Dropout 的比例为 0.4。为了确保在每组实验上参数的优越性，RF、XGB 和 SVM 的核心参数采用格点搜寻法进行调优，并对特征数据做标准归一化处理。

2.5.2　患者死亡风险预测结果

　　利用上述模型与数据，进行 ICU 患者死亡风险预测实验，得到 5 折交叉验证的均值和标准差，如表 2-8 所示，其中前缀 C、BS、SM 分别表示使用 CWGAN、Borderline-SMOTE 和 SVM-SMOTE 进行数据集的扩充。为了保证实验结果的鲁棒性，对不同数据扩充模型的分类结果与基准模型的结果分别进行 t 检验，其中上角星号"*"表示在 10%显著性水平下是显著的。

表 2-8　ICU 患者死亡风险预测结果

分类器	AUROC	AUPRC
MLP	0.825（0.008）	0.372（0.021）
C-MLP	0.852（0.06）*	0.413（0.016）*
BS-MLP	0.840（0.007）*	0.314（0.014）*
SM-MLP	0.805（0.007）*	0.304（0.007）*
XGB	0.733（0.017）	0.488（0.048）
C-XGB	0.746（0.029）*	0.549（0.057）
BS-XGB	0.728（0.009）*	0.535（0.010）*
SM-XGB	0.705（0.021）*	0.541（0.027）*

分类器	AUROC	AUPRC
SVM	0.532（0.003）	0.381（0.023）
C-SVM	0.570（0.004）	0.377（0.020）
BS-SVM	0.771（0.010）*	0.525（0.012）*
SM-SVM	0.772（0.006）*	0.529（0.007）*
RF	0.578（0.004）	0.401（0.013）
C-RF	0.582（0.004）	0.407（0.019）
BS-RF	0.74（0.079）*	0.505（0.055）*
SM-RF	0.741（0.078）*	0.508（0.056）*

注：括号内的为标准差

从表 2-8 中的分类器来看，在所有分类器模型中，MLP 更具有优势，AUROC 达到 0.825，而 XGB 是在 AUPRC 达到 0.488，SVM 与 RF 的表现普通。从表 2-8 中的生成模型来看，利用 CWGAN 生成的模型在 MLP 和 XGB 的两个指标中都达到较好性能。MLP 在添加 CWGAN 的平衡数据后，AUROC 达到 0.852。对比 Borderline-SMOTE 和 SVM-SMOTE 数据扩充的实验结果，可以发现：SVM 和 RF 较基准模型有明显改善，但 CWGAN 对这两个分类器 SVM 和 RF 的各指标性能影响不大。结果表明，这些数据扩充算法能够丰富样本的多样性，不同程度地提高预测模型性能。

2.5.3　可解释性归因分析

对于模型可解释性分析，我们采用 Shapley 值计算变量对模型的边际贡献。DeepSHAP（deep Shapley additive explanation，深度夏普利可加性解释）提供一个可视化工具包，可以直观地了解特征对模型的影响。本节选择 AUROC 表现最好的 MLP 进行模型可解释性分析，以便获得最佳的临床建议。DeepSHAP 针对患者的个体案例，采用 5 折交叉验证，对特征的边际影响进行平均计算，以保证实验结果的稳定性。

对患者个体案例进行可解释性分析，主要目的是通过患者个体案例的讨论，根据强化学习模型实际作用于患者的具体情况，给予临床医生决策辅助与支持。比如，现有一位患者（Subject_id=19784150）在住院期间死亡。为了分析其病死的特征因素，使用力归因图，如图 2-8 所示。在图 2-8 中，每个特征都是增加或减少预测的一种"力"。预测结果从基准值（base value）开始，基准值为测试集中 y 的平均值，即样本预测的平均值，而模型的最终预测值用 $f(x)$ 表示。每个变量的 Shapley 值用一个箭头表示，可以推动增加或减小预测值。这些"力"在数据实例的实际预测中相互平衡，从而得到最终预测值。

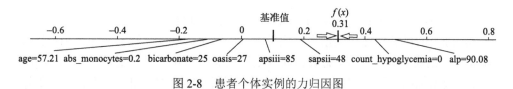

图 2-8　患者个体实例的力归因图

在图 2-8 中，基准值为 0.09，表明原始数据测试集中有 9%的患者为死亡患者（标签为 1 的患者比值）。模型最终的患者死亡风险预测值为 0.31，低于 σ 激活函数的阈值 0.5，模型会把这位患者（Subject_id=19784150）判定为存活患者，但该患者实际情况是已经死亡，具体的特征影响如图 2-9 所示。图 2-9 展示了每个特征（如 sapsii、count_hypoglycemia 等）对模型输出前七个特征的 Shapley 值。从图 2-9 中可以看到，sapsii 评分增加 0.13 的患者死亡风险，apsiii 评分增加 0.12 的患者死亡风险。低血糖次数（count_hypoglycemia）为 0，降低患者死亡风险约 0.12，所有特征互相作用的结果共同决定模型的最终预测值为 0.31。

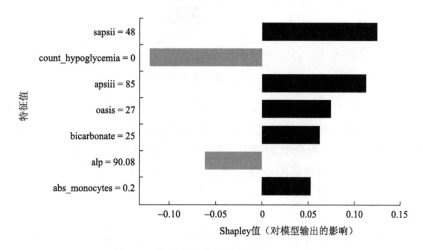

图 2-9　患者个体实例的特征 Shapley 值

通过 CWGAN 扩充数据训练集后，可以得到患者个体实例的力归因图，如图 2-10 所示。该患者死亡风险的预测值已经变成 0.99，相较于数据训练集扩充前的 0.31，有明显的提升。经分类模型判定，该患者为已经死亡的患者，符合其真实标签。

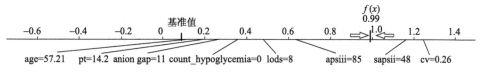

图 2-10　CWGAN 扩充数据训练集后患者个体实例的力归因图

　　进一步，我们把各个特征的 Shapley 值列出，如图 2-11 所示。与未经过扩充数据训练集的模型相比，数据训练集扩充后的特征影响变化较大，如 apsiii 评分增加 0.36 的患者死亡风险，而数据训练集扩充前增加 0.12 的患者死亡风险。sapsii评分由数据训练集扩充前的 0.12 变为数据训练集扩充后的–0.16。低血糖次数的影响由负向变成正向，这与实际研究和直觉都相悖。

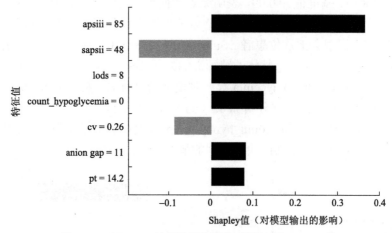

图 2-11　CWGAN 扩充数据训练集后的特征 Shapley 值

　　患者死亡风险的特征影响并不是单一的，往往是错综复杂的，难以观测。经过对模型可解释性的分析发现，这些特征的 Shapley 值会根据数据集的变化而变化。虽然数值上经过 5 折交叉的平均处理，模型可解释性结果具有一定的稳健性，但在具体实践中，需要根据医生临床经验对患者的状态进行判断，以便更好地为患者设计个性化的疾病治疗方案。

2.6　生成对抗网络的数据扩充比例稳健性分析

　　在原始数据集中，数据训练集的存活患者与死亡患者的比例为 9.3∶1，数据测试集基本上保持该比例，即具体比例为 9.3∶1。为了验证生成模型对不同抽样比例的影响，分别选择 7∶1、5∶1、3∶1 和 1∶1 四种不同比例下的样本集，具体划分情况和所需生成数量情况如表 2-9 所示。

表 2-9　不同比例样本的数据扩充情况

数据集	总人数/个	存活患者数/个	死亡患者数/个	比例
训练集	20 360	18 378	1 982	9.3∶1
测试集	5 090	4 595	495	9.3∶1
扩充训练集 1	21 003	18 378	2 625	7∶1

续表

数据集	总人数/个	存活患者数/个	死亡患者数/个	比例
扩充训练集 2	22 053	18 378	3 675	5∶1
扩充训练集 3	24 504	18 378	6 126	3∶1
扩充训练集 4	36 756	18 378	18 378	1∶1

　　仍然采用 MLP 作为分类模型，根据不同比例样本的实验，产生 AUROC 的趋势，如图 2-12 所示。在原始样本比例下，分类器的 AUROC 为 0.825，经过 CWGAN 扩充数据会有一个明显增长的趋势，一直从 0.825 到 0.852。Borderline-SMOTE 扩充数据后的 AUROC 有波动，随着样本比例的增加，保持在 0.825 到 0.84 之间。SVM-SMOTE 扩充数据后的 AUROC 在 5∶1 处达到 0.837，然后随着样本比例的增加，AUROC 呈下降趋势。通过对不同样本比例下生成模型进行对比，可以知道在 MLP 下更合适的扩充方法。很显然，CWGAN 保持良好的效果，Borderline-SMOTE 和 SVM-SMOTE 的扩充结果不如 CWGAN。

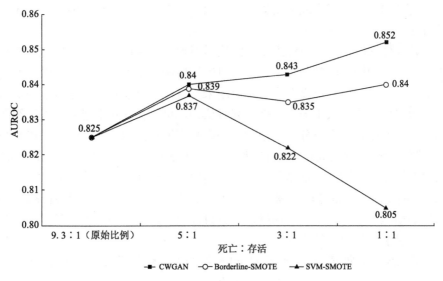

图 2-12　不同样本比例下扩充数据的 AUROC

2.7　可解释性深度学习算法讨论

　　人工智能为新一代信息技术进步和创新提供了巨大的机会，也能够解决通常需要人类智能的许多认知问题。人工智能在各个领域取得的实际成功，已经深刻影响了人们的日常工作与生活，如语音识别、推荐系统和自动驾驶汽车。未来，人工智能可能会发挥更加突出的重要作用。国际数据公司的报告显示，人工智能的支出已从 2019 年的 375 亿美元增加到 2023 年的 979 亿美元。由于 EHR 的广泛使用，人工智能结合 EHR 还具有改善人们健康和福祉的巨大潜力。例如，通过增加临床医生在诊断过程中的工作，发现预防机会以及提供个性化的疾病治疗建议。尽管在医疗实践中已经部署了一些简单的辅助工具[59]，但人工智能在医疗诊断、卫生保健、智慧康养中的广泛应用尚有广阔空间[60]。

深度学习算法的定位始终是辅助临床医生诊断，或者为临床医生提供建议和观察点[61]。模型误判的风险依旧很大，哪怕只有百分之一的误差，也会造成大量的患者死亡。临床医生有责任为患者提供最好的护理，因此他们也希望人工智能系统（即人工智能模型辅助决策的部分）是可以信任的。医疗保健是一个具有独特的伦理、法律和监管挑战的领域，因为医疗决策可能对人们的生命、生活、工作或福祉产生直接影响。人工智能在医疗保健中的应用经常遇到的问题包括算法准确性不高、模型缺乏鲁棒性或普适性、模型可解释性差等。例如，无法向临床医生和患者解释人工智能系统的决策过程、难对医疗错误或事故明确责任等。目前尚不清楚如何在医疗实践中实施和规范人工智能系统，因为目前没有系统性的验证方法[62]。

可解释性深度学习旨在深入了解深度学习模型如何以及为何产生这样的预测结果，同时保持期待的预测水平。尽管可解释性深度学习在医疗、保健方面具有广阔的应用前景，但它还没有完全发展起来。目前尚不清楚什么是合适的解释以及应如何评估其质量或水平。一些研究者认为，可解释性对于建立对人工智能系统的信任既不必要也不充分，其他重要的影响因素包括感知系统能力、控制和可预测性[63]。但更多的研究认为，可解释性人工智能可以为可信人工智能做出贡献，但它也有局限性[64,65]。本章已介绍了一些其他可解释性方法。这些方法可以补充使用，以便在医疗保健领域创建可信深度学习算法。在使用可解释性深度学习时，如何评估模型可解释性是关键问题之一。目前现有研究尚不完善，学术界也尚无标准评价可解释性模型的方法[66]。

根据 2.5 节的研究，针对基于 Shapley 值的可解释性疾病诊疗算法，主要问题可归纳如下：①数据质量的偏差。由于真实世界的数据不是出于研究目的而收集的，因此它们可能包含偏见、错误、不完整、不完备、噪声等。数据质量以及数据的收集方式、存储方式等至少与可解释性一样重要，因为它们可以让研究者了解生成模型的局限性[67]。②结果的可重复性。由于事后归因的可解释性模型通常受到许多参数的影响，如数据集的划分、随机数种子的选取等，2.5 节研究中采用 5 折交叉验证的平均特征值作为解释，可以最大限度地保证模型结果的稳定性。

第3章　多疾病诊断关联分析算法

疾病的准确诊断是临床医生面临的一个难题，尤其是多疾病诊断。在患者就诊过程中，专科医生数量远多于全科医生，对患者的病情难以做到全面的诊断，容易发生漏诊、误诊现象。人工智能算法能够对不同的疾病进行分类，以获得较为全面的诊断。多种疾病之间具有病情缓急顺序和相关性。病情缓急顺序表示不同疾病对患者影响程度的优先排序。现有研究只关注相关性而忽视了病情缓急顺序，无法对患者给出准确、全面的诊断意见。疾病的病情缓急顺序识别对患者的疾病治疗和预后有积极影响。EHR 包含丰富的患者信息，即患者的病史、诊断记录、基本信息、生化检测等。因此，本章首先利用 Apriori 算法，挖掘疾病的关联规则，发现 EHR 疾病诊断中疾病的相关关系，并分析多疾病之间的关联性，为临床医生提供多疾病的辅助诊断。其次，利用 EHR 中的临床文本和患者基本信息，对患者的多疾病病情缓急顺序进行预测。本章提出分类器链模型，用于解决多疾病诊断的病情缓急顺序问题。分类器链模型利用一个具有链式结构的分类器来学习标签之间的相互关系。研究结果表明，分类器链模型的分类效果优于基准模型，能够为临床医生提供更准确、全面的临床辅助诊断。

3.1　多疾病诊断问题

及时、准确的诊断是临床医生的主要任务。随着机器学习算法和相应硬件水平的不断发展，疾病诊断与机器学习的结合取得了显著的效果[68]，特别是在结构化数据[29]、图像数据[69]等不同模态的领域。近年来，EHR 得到了广泛的关注。与仅包含图像或文本的数据集相比，EHR 不仅包含患者完整的临床信息[70]，还包含疾病的诊断信息。ICD 编码是世界卫生组织（World Health Organization，WHO）规定的国际统一的疾病分类方法，通常作为患者现阶段的疾病诊断标准。ICD 编码是根据疾病的病理特征、临床表现等，按照一定规则，对疾病进行分类，并进行有序组合、编码。然而，ICD 编码有数千个，这对疾病诊断算法提出了巨大的挑战。现有研究通常把 ICD 编码分组，降低标签的维数，以便获得更高的准确率。另外，目前在大多数医疗机构中，临床编码还是一项依靠手工操作的费力且容易出错的任务，且在临床医生诊断过程中，专科医生居多，人工智能能够有效地充当全科医生进行辅助诊断。因此，提出一种有价值的疾病诊断算法，可以有效地减少人工编码的失误、降低医务人员的工作量，为临床医生提供辅助诊断。

现有的医疗诊断模型主要分为两大类：①基于案例相似度的医疗诊断。通过直接对比患者与数据库中历史病历记录的相似性，决定患者的疾病类别。②基于规则推理的医疗诊断。这类医疗诊断模型包括利用各种决策模型、分类模型对疾病进行诊断。基于案例相似度的医疗诊断具有很大的不确定性，患者个体生理差异也不能很好区分，而基于规则推理的医疗诊断，通过借助人工智能算法，能够处理非线性的特征与疾病的映射关系，应用会更加广泛[71]。

使用 EHR 进行疾病诊断的大多数研究都利用结构化监测数据或文本信息对疾病进行预测[72-74]。利用 EHR 的文本信息对疾病进行预测，不仅可以为患者提醒可能的潜在疾病和风险，还可以提高临床医生或护士对 ICD 编码的效率。然而，目前在研究与诊断过程中，普遍缺少对疾病病情缓急顺序的考虑[75]。一般的多标签分类算法只能提示患者所患的疾病，不能识别疾病的严重程度或病情缓急顺序。当患者同时患有多种疾病时，及时、准确地识别严重疾病是治疗患者的关键。例如，糖尿病是世界范围内的常见病，在一些 ICU 患者中，糖尿病却是他们的核心疾病，而在一些大众群体患者中则是普通疾病。只有准确地识别患者的核心疾病，才能在治疗过程中有针对性地对患者进行疾病治疗。

另外，在疾病诊断过程中，当患者患有多种疾病时，需要充分考虑疾病之间的关联性。由于人类目前对疾病关联性的认知有限，且疾病之间的关系错综复杂，因此多疾病的关系挖掘也属于多疾病诊断的一种视角。多疾病是指患者同时患有两种或两种以上的疾病，疾病之间难分主次、相互关联，临床诊断困难，因此需要借助人工智能算法，为临床医生提供诊断辅助。

首先，本章利用 Apriori 算法对 EHR 的诊断信息进行疾病关联分析，挖掘多疾病的相关关系，为临床医生提供诊断依据或证据。其次，提出一个多层感知器分类器链（multi-layer perceptron classifier chains，MLPCC），其可用于多疾病患者的病情缓急顺序诊断。MLPCC 能够把当前分类器的预测标签添加到下一个分类器的属性中，并能够有效地学习多疾病之间的关联性。EHR 驱动的多疾病诊断流程如图 3-1 所示。

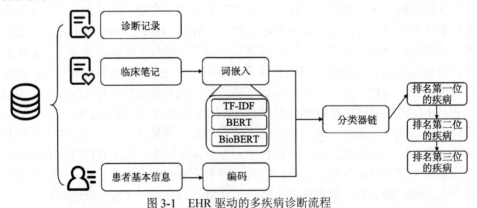

图 3-1　EHR 驱动的多疾病诊断流程

TF-IDF 的全称为 term frequency-inverse document frequency（词频-逆向文档频率）

3.2　电子健康记录驱动的多疾病关联分析

多疾病的患者通常是指患有两种或两种以上主次难分、因果关系不清楚的疾病的患者。患者的身体机能更容易减退，生活质量更差，所需医疗开销更大，且发生药物不良反应、伤残和死亡的风险更高。

数据挖掘的关联规则算法有很多种。关联规则算法是在数据库中发现条目（或数据）之间特殊关系的一种方法。关联规则把数据集中每一条数据记录定义为一个事务，从定量分析的角度，分析、判断事务（即数据记录）之间是否存在关联性。最初的关联规则是从分析超市消费者购物篮而来，通过对消费者购物篮中不同商品购买记录的分析，得到消费者购买商品之间的关联性，进而分析消费者购物习惯及其背后的原因。类似于消费者购买的多种商品，患者的多疾病之间可能存在一些共病的相关性或特征，因此研究患者多疾病之间的关联规则是很有必要的。

在 MIMIC-III 这类大型数据集中，诊断必须是明确和专业的。ICU 中的患者也需要快速、准确的疾病判定，关联规则可以为临床医生提供有效的疾病关联提示，能够提供诊断辅助。本节将采用 Apriori 算法对多疾病的相关性进行研究。

3.2.1　关联挖掘算法

Apriori 算法是一种常用的关联挖掘算法，由频繁项集、关联规则、支持度、置信度和提升度等组成。下面简单介绍 Apriori 算法。

用 $I = \{i_1, i_2, \cdots, i_n\}$ 表示由 n 个项目组成的项目集（简称项集），用 $D = \{t_1, t_2, \cdots, t_m\}$ 表示由 m 个事务组成的事务集，每个事务 t_i（$i = 1, 2, \cdots, m$）包含的项集都是 I 的子集。一个项集如果包含 K 个项目，则称它为 K-项集。空项集是指不包含任何项目的项集。例如，在疾病诊断中，{糖尿病，高血压，肾衰竭}是一个 3-项集。

数学上，关联规则可以定义为：对任意两个项集 X 与 Y，其中 $X \subseteq I$、$Y \subseteq I$，且 $X \cap Y \neq \varnothing$，关联规则"$X \rightarrow Y$"表示若前项集 X 出现在事务集 D 中，则后项集 Y 也会以一定的概率（或可能性）出现在 D 中。这里 X 和 Y 分别称为前项集、后项集。

支持度表示事务集 D 中前项集 X 和后项集 Y 同时出现的概率（或可能性），记作 $\text{Support}(X \rightarrow Y)$，并可以按照下面方式计算得到

$$\text{Support}(X \rightarrow Y) = \frac{|X \cap Y|}{|D|} \tag{3-1}$$

其中，$|X \cap Y|$ 为前项集 X 与后项集 Y 的交集 $X \cap Y$ 中所包括的项目数量；$|D|$ 为事务集 D 中所包括的事务数量。

支持度 Support$(X \to Y)$ 是前项集 X 和后项集 Y 同时出现在事务集 D 中的项目数量与事务数量的比值。

在关联规则挖掘中，通常根据实际问题的特点与需要，事先给定一个最小支持度，即支持度的阈值。支持度不小于事先给定阈值的项集为频繁项集。

置信度表示后项集 Y 包含在前项集 X 的事务中出现的频繁程度，即在前项集 X 出现的条件下，后项集 Y 也出现的概率（条件概率）。置信度可用于度量关联规则的可靠程度，记为 Confidence$(X \to Y)$，并可以按照下面方式计算得到

$$\text{Confidence}(X \to Y) = \frac{\text{Support}(X \to Y)}{\text{Support}(X)} \tag{3-2}$$

置信度越大，则说明出现前项集 X 之后，出现后项集 Y 的概率（或可能性）也越大，两个项集 X 与 Y 的关联性越强。置信度可用于了解患者前项疾病与后项疾病的关联性，即条件概率。

提升度可用于度量关联规则的有效程度，记为 Lift$(X \to Y)$，并可以按照下面方式计算得到

$$\text{Lift}(X \to Y) = \frac{\text{Confidence}(X \to Y)}{\text{Support}(Y)} \tag{3-3}$$

只有当提升度 Lift$(X \to Y)$ 大于 1 时，所挖掘的关联规则" $X \to Y$ "才是有效的，并且 Lift$(X \to Y)$ 越大，表示两个项集 X 与 Y 的关联性越强。因此，对于任意的有效关联规则，都有 Confidence$(X \to Y) >$ Support(Y)。

Apriori 算法采用的是逐层搜索的迭代方法，其基本思想是利用遍历的方法计算频率，一层层进行查找，在生成的候选项集中找出哪些是频繁项集，从而产生关联规则。支持度越高，置信度则越高，存在关联性的机会或可能性越大，关联规则越重要。Apriori 算法的优点是适合稀疏数据集。

3.2.2　实验数据集及实验参数

实验数据集在 MIMIC-III 中进行，并根据下面两个条件筛选入住 ICU 的患者：①诊断表（Diagnoses_icd）中入住 ICU 的患者得到三种以上的疾病诊断；②入住 ICU 的患者年龄在 18 岁以上。满足以上两个条件的入住 ICU 的患者的基本信息均被提取出来。入住 ICU 的患者基本信息包括性别、首次入住 ICU 的体重、身高、年龄、民族等。

表 3-1 列出了入住 ICU 的患者队列的基本信息概况。满足前面两个筛选条件的入住 ICU 的患者共有 29 039 个，其中男性患者 16 331 个，女性患者 12 708 个。

从表 3-1 中可以看到，在入住 ICU 的患者患有多种疾病的情况下，死亡患者数量为 3864 个，占比达到 13.3%。

表 3-1　入住 ICU 的患者队列的基本信息概况

性别	人数/个	死亡人数/个	平均年龄/岁
男性	16 331	2 053	70.53
女性	12 708	1 811	84.53
总体	29 039	3 864	76.66

患者的疾病编码通常由 ICD-9 码组成。ICD-9 码表示采用第九版《国际疾病分类》编码，它是一个利用不同编码方法表示构成的编码系统。ICD-9 码根据疾病的病因、病理、临床表现和解剖位置等特性，把疾病分门别类，使其成为一个有序的组合。虽然现在最新的疾病编码为第十版的 ICD-10 码，但现有的大型医疗数据集需要一定时间进行升级，以及需要在相应时间范围内的患者采用 ICD-10 码进行记录。本质上，ICD-9 码与 ICD-10 码都属于疾病分类编码，均能准确地表示患者所患疾病的情况。

入住 ICU 的患者队列一共由 4735 个单独的 ICD-9 码组成。ICD-9 码呈现多样化和长尾特征，这里把患者队列的排名前 1000 位 ICD-9 码进行可视化，如图 3-2 所示（图 3-2 中仅显示出了部分 ICD-9 码）。从图 3-2 中可以看到，ICD-9 码分布存在明显的长尾现象，且许多疾病仅有个位数的诊断频次。

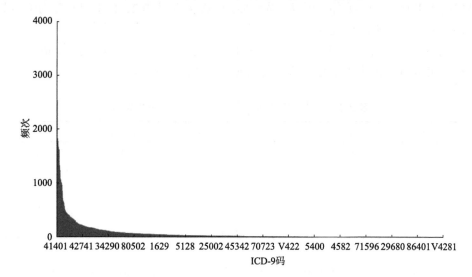

图 3-2　入住 ICU 的患者队列的 ICD-9 码频次图

为了更清晰地了解入住 ICU 的患者的疾病分布情况，表 3-2 展示了入住 ICU 的患者队列中频次排名前五的疾病。从表 3-2 中可以看到，确诊最多的疾病是冠状动脉粥样硬化，即 ICD-9 码为 41401 对应的疾病，其确诊病例为 3703 例。冠状动脉粥样硬化是入住 ICU 的患者中最常见的疾病之一。确诊比较多的疾病依次是急性呼吸衰竭、急性肾衰、充血性心力衰竭、心房颤动。这些疾病都是入住 ICU 的患者中患有次数比较多的。

表 3-2 入住 ICU 的患者队列中频次排名前五的疾病

ICD-9 码	频次	英文	中文
41401	3703	coronary atherosclerosis	冠状动脉粥样硬化
51881	2885	acute respiratory failure	急性呼吸衰竭
5849	2536	acute kidney failure	急性肾衰
4280	1831	congestive heart failure	充血性心力衰竭
42731	1780	atrial fibrillation	心房颤动

3.2.3 多疾病关联分析实验结果分析

1）多疾病关联分析实验结果

在疾病诊断中，以人群的平均发病率为支持度，能够很好地解释自然发病与多疾病之间的差异，因此可以事先给定最小支持度为 0.01，符合人群中大多数自然发病率的疾病[76]。另外，可以事先给定最小置信度为 0.2、最小提升度为 1，以满足有效关联规则的挖掘要求。

利用式（3-1）~式（3-3），对入住 ICU 的患者队列的多疾病进行 Apriori 关联分析，可以得到相应的二元疾病关联规则，如表 3-3 所示。

表 3-3 入住 ICU 的患者队列的二元疾病关联规则

前项集	后项集	计数	支持度	置信度	提升度
{4019}	{41401}	1622	0.056	0.416	2.525
{4111}	{41401}	1049	0.036	0.951	5.774
{41401}	{42731}	1016	0.035	0.212	1.661
{4280}	{42731}	869	0.030	0.262	2.050
{4280}	{41401}	727	0.025	0.219	1.331

从表 3-3 的二元疾病关联规则中可以看到，前项集（即高血压，ICD-9 码为 4019）与后项集（即冠状动脉粥样硬化，ICD-9 码为 41401）是入住 ICU 的患者

队列中支持度最高的两种疾病，一共有 1622 个入住 ICU 的患者同时患有这两种疾病，且患有高血压（即前项集）的入住 ICU 的患者，有 0.416 的概率同时患有冠状动脉粥样硬化（即后项集），且该条关联规则的提升度大于 1，这说明该条关联规则是有效的关联规则。类似地，从表 3-3 的第三条数据中可以看到，同时患有冠状动脉粥样硬化（即 ICD-9 码为 41401 的疾病）和心房颤动（即 ICD-9 码为42731 的疾病）的入住 ICU 的患者占比为 3.5%，且患有冠状动脉粥样硬化（即前项集）的入住 ICU 的患者有 0.212 的概率同时患有心房颤动（即后项集），该关联规则的提升度大于 1，是有效关联规则。从表 3-3 的二元疾病关联规则的前五项中可以得知，在入住 ICU 的患者队列的前三种疾病中，前五条规则都是二元疾病的有效关联规则。这些关联规则提示入住 ICU 的患者，他们的疾病存在一定程度的关联关系，可以为临床医生提供辅助诊断。

同理，利用式（3-1）~式（3-3），可以得到入住 ICU 的患者队列的三元疾病关联规则。表 3-4 展示了入住 ICU 的患者队列的三元疾病关联规则中支持度排序前五的关联规则。

表 3-4　入住 ICU 的患者队列的三元疾病关联规则

前项集	后项集	计数	支持度	置信度	提升度
{2724}	{41401,4019}	400	0.014	0.361	6.457
{4111}	{41401,4019}	377	0.013	0.342	6.119
{2720}	{41401,4019}	361	0.012	0.368	6.582
{9971}	{41401,42731}	354	0.012	0.248	7.090
{25000}	{41401,4019}	306	0.011	0.237	4.250

从表 3-4 的第一条关联规则中可以看出，前项集（即高血脂，ICD-9 码为 2724）与后项集（即冠状动脉粥样硬化，ICD-9 码为 41401；高血压，ICD-9 码为 4019）的支持度最高，有 1.4%的入住 ICU 的患者同时患有这三种疾病，且患有高血脂的入住 ICU 的患者，同时患有冠状动脉粥样硬化、高血压的概率有 0.361。这条关联规则的提升度 6.457 远大于 1，说明这条关联规则是有效的关联规则。类似地，从表 3-4 的最后一条关联规则中可以看到，同时患有糖尿病（即前项集，ICD-9码为 25000 对应的疾病）与冠状动脉粥样硬化、高血压（即后项集，ICD-9 码分别为 41401、4019 对应的疾病）的入住 ICU 的患者占比为 1.1%，且患有糖尿病的入住 ICU 的患者，同时患有冠状动脉粥样硬化、高血压的概率为 0.237。该条关联规则的提升度 4.250 大于 1，是有效关联规则。这说明入住 ICU 的患者同时患有的这三种疾病具有很强的关联性。在表 3-4 的三元疾病关联规则中，其展现的有效关联规则对应的疾病都是老年人群体中常见的疾病，这在入住 ICU 的患者

中同样明显。在表 3-4 的前五条三元疾病关联规则的后项集所包含的疾病中，有四条关联规则（即第一、二、三、五条）同时出现包含冠状动脉粥样硬化、高血压两种疾病的后项集。这说明，入住 ICU 的患者在患有前项集所包含的疾病时，更应该关注可能出现的后项集所包含的疾病（即冠状动脉粥样硬化、高血压），及时地进行干预或治疗，改善入住 ICU 的患者预后。

2）多疾病关联分析讨论

本节采用 Apriori 算法，对 MIMIC-Ⅲ数据集中的诊断报告进行关联分析，得出有效的二元疾病关联规则和三元疾病关联规则。Apriori 算法根据频繁项集的支持度与置信度对患者的多疾病进行关联分析。挖掘得到的有效关联规则可以帮助临床医生在疾病诊断过程中，根据多种疾病同时发生的概率（或可能性），为患者提供更好的预防和治疗疾病辅助决策。例如，从患者队列中发现冠状动脉粥样硬化经常伴随着心房颤动出现，那么临床医生可以更加重视并关注那些患有冠状动脉粥样硬化的患者的心脏健康，以确保及时发现并治疗心房颤动。

本节的研究结果表明，在所选择的入住 ICU 的患者队列中，多疾病之间存在明显的关联关系。通过对患者多疾病的关联分析，可以为临床医生进行疾病相关性提示，从而达到辅助临床医生及时诊断的目的。

3.3　临床文本报告驱动的多疾病病情缓急顺序诊断

EHR 包含临床报告、出院总结等临床记录。这类文本数据与结构化数据相比，内容上含有患者的病史、家族病史、生活习惯等信息，这些信息将更有助于进行疾病预测。利用 EHR 的文本信息不仅可以为临床医生提供患者可能的潜在疾病和死亡风险，还可以提高临床医生或护士对诊断报告的 ICD 手工编码的效率。

常见的多标签分类算法没有考虑多疾病病情缓急顺序和多疾病之间的关系，但在现实中，疾病之间的关系是复杂多样的。例如，糖尿病是一种常见疾病，特别是在年龄超过 60 岁的人群中，糖尿病是非常普遍且常见的疾病之一，但在入住 ICU 的患者中，糖尿病及其并发症可能成为患者致命的核心疾病。现有研究缺乏对多疾病病情缓急顺序的分类分析。针对这种情景，本节提出一种用于多疾病病情缓急顺序诊断的分类器链算法。这种算法包括文本信息的嵌入部分和分类器链算法两部分。

3.3.1　多疾病病情缓急顺序诊断实验

1）实验背景

患者在住院和诊断的时候，临床医生会根据患者的生理情况，进行临床记录。不同于结构化数据，临床文本含有患者病史、遗传疾病、生活习惯等非定量化描述。这类文本描述有助于临床医生对患者的病情进行判断。同理，利用自然语言处理技术，模型可以从临床文本对患者的非定量化描述中，挖掘出患者的多疾病病情缓急顺序以及相应的特点，为多疾病诊断提供新的思路和视角。

2）多疾病病情缓急顺序诊断问题

多疾病病情缓急顺序诊断是一种多标签顺序分类。它的独特之处在于每个实例都有多个标签，而且标签的顺序是固定的。对于包含 n 个患者的数据集 $\{(X,Y)\}$，X 表示 n 个患者的特征集，Y 表示 n 个患者的标签（疾病）集，其中第 i 个患者的有序数据可以表示为 (X_i,Y_i)，其中 $Y_i=\left(y_1^i,y_2^i,\cdots,y_m^i\right)$，$y_k^i$ 表示第 i 个患者的第 k 种疾病（$i=1,2,\cdots,n$；$k=1,2,\cdots,m$）。由于患者疾病标签的顺序是固定的，因此每一个标签对应一个多分类问题。

3.3.2　TF-IDF

目前，可用于医疗临床文本的词嵌入方法比较常用的有三种。在 1.2.4 节中，已经简单介绍了 BERT 和 BioBERT 两种词嵌入方法。本节简单介绍第三种词嵌入方法：TF-IDF。TF-IDF 是一种经典的文本统计方法。该方法主要用于评估文档集中或语料库中特定文档中某个单词的重要性。单词的重要性随文档中出现的次数成比例增加，随其在语料库中出现的频率成反比减少。

词频（term frequency，TF）用于计算单词出现的频率，可按照下面方式计算得到

$$\mathrm{TF}_{i,j}=\frac{n_{i,j}}{N_j} \tag{3-4}$$

其中，$n_{i,j}$ 为文档 j 中第 i 个单词的出现频率；N_j 为文档 j 中所有单词的出现次数之和。

逆向文档频率（inverse document frequency，IDF）表示文档集合中文档（或文本）的重要性，可按照下面方式计算得到

$$\mathrm{IDF}_i=\log\left(\frac{D}{d_i}\right) \tag{3-5}$$

其中，D 为文档总数；d_i 为包含第 i 个单词的文档数量。值得注意的是，若没有包含第 i 个单词的文档或包含第 i 个单词的文档数量为零，即 $d_i=0$，则式（3-5）右边的分母需要使用 d_i+1 代替 d_i。

利用式（3-4）和式（3-5），可以计算得到文档 j 中第 i 个单词的 TF-IDF 为

$$\mathrm{TF\text{-}IDF}_{i,j}=\mathrm{TF}_{i,j}\times\mathrm{IDF}_i \tag{3-6}$$

显然，TF-IDF 通常能够过滤掉常见的词语，保留重要的词语。TF-IDF 的原

理非常简单，很容易理解，也很容易实现，但其简单结构并没有考虑词语的语义信息和位置，无法处理一词多义与一义多词等复杂情况。

3.3.3　患者队列提取及特征预处理

多疾病病情缓急顺序诊断实验在 MIMIC-III 数据集中进行，与第 2 章的数据集一致。本节根据以下 4 个条件筛选入住 ICU 的患者：①疾病诊断报告中入住 ICU 的患者至少得到 3 种疾病的诊断；②入住 ICU 的患者年龄在 18 岁以上；③入住 ICU 的患者至少进行了一次实验室检查，且实验室检查数据的项目与 3.3.1 节提取的一致；④入住 ICU 的患者至少拥有一份临床记录。对满足上述 4 个筛选条件的入住 ICU 的患者提取相应的基本信息，包括性别、首次入住 ICU 的体重、身高、年龄、民族等。

MIMIC-III 提供了入住 ICU 的患者诊断的疾病序列，入住 ICU 的患者疾病诊断报告如图 3-3 所示。在图 3-3 中，row_id 表示行号，subject_id 表示入住 ICU 的患者的唯一识别号，hadm_id 表示入住 ICU 的代码，seq_num 提供 ICD-9 码与入住 ICU 的患者相关的顺序。该 ICD-9 码的前 5 位诊断均严格按照优先级排序，其顺序会影响入住 ICU 的患者报销的优先级排序。因此，所构建的模型可以严格根据多疾病病情缓急顺序进行预测与诊断，这也是多疾病病情缓急顺序诊断的一个新视角。

row_id	subject_id	hadm_id	seq_num	icd9_code
1488	112	174105	1	53100
1489	112	174105	2	41071
1490	112	174105	3	2859
1491	112	174105	4	41401
1492	112	174105	5	725
1493	113	109976	1	1915
1494	113	109976	2	3314
1495	113	109976	3	53081
1496	114	178393	1	41401
1497	114	178393	2	4111
1498	114	178393	3	48283
1499	114	178393	4	2859
1500	114	178393	5	2720
1501	114	178393	6	3051

图 3-3　入住 ICU 的患者疾病诊断报告

EHR 中的文本信息需要预处理，包括单词分割和删除标点符号等。预处理后的文本标记频率分布如图 3-4 所示。图 3-4 显示了前 50 个标记的频率，可以看到，文本中出现频率较高的单词是"mg""tablet"等。

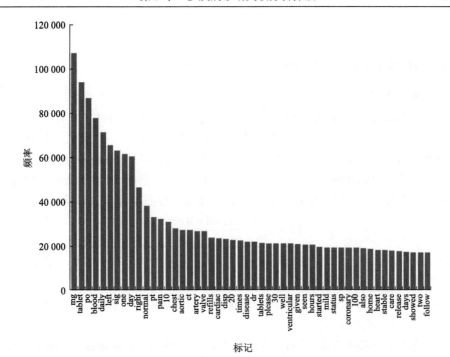

图 3-4　文档词频前 50 分布情况

　　患者队列的疾病复杂多样，一共由 4735 个单独的 ICD 编码组成，且具有明显的长尾现象。现有研究中并未考虑所有的疾病，而是从这些患者中选择频率较高的前 50 位和前 128 位的 ICD-9 码进行相应的研究[77,78]。ICD-9 码中的前三位表明疾病的代码类、后两位通常表示细分的疾病类别。例如，250.X 这样的前缀表示糖尿病类，而 250.21 表示高渗性糖尿病（糖尿病中的一种）。研究表明，对 ICD-9 码进行预处理，可以提高诊断的有效性和算法的可靠性[77]，但会损失诊断的粒度。特别是当疾病的种类很多时，评价指标往往会接近于 0。因此，本节均以完整疾病代码作为患者的疾病代码标签进行研究。每个入住 ICU 的患者队列的具体信息如表 3-5 所示。

表 3-5　入住 ICU 的患者队列划分

患者队列	患者数量/个	占比/%
患者队列 1（排名前 50 位 ICD-9 码）	4489	46.8
患者队列 2（排名前 128 位 ICD-9 码）	9245	63.2

　　在表 3-5 中，前 50 位 ICD-9 码、前 128 位 ICD-9 码分别占 ICD-9 码出现次数的 46.8%和 63.2%。这两个入住 ICU 的患者队列对整个数据集都具有一定的

代表性。

3.3.4　多疾病病情缓急顺序诊断实验及分类结果

1）实验参与基准模型

正如 2.5.1 节所述，AUROC 是衡量分类器性能的常用指标之一。AUROC 越接近于 1，分类器越能更好地对真样本（真阳性）和假样本（假阳性）进行分类。

F1 分数（F1-score），也称为平衡 F 分数（balanced F score），是一种常用的评估分类器性能的指标。数学上，F1 分数可定义为精度（Precision）和召回率（Recall）的调和平均值（harmonic mean），并可以按照下面方式计算得到

$$F1 = \frac{2 \times Precision \times Recall}{Precision + Recall} \tag{3-7}$$

其中，Precision 衡量的是在被预测为阳性样本中有多少真阳性样本，而 Recall 衡量的是样本中有多少阳性样本（案例）被正确预测（即真阳性样本）。

由式（3-7）可以看出，F1 分数的取值范围为单位闭区间[0,1]，且 F1 分数越大，表示分类器性能越好。

分类器部分选择 XGB、RF、MLP 和 K 最近邻（K-nearest neighbors，KNN）作为基本分类器。XGB、RF 和 MLP 已在 2.5.1 节做过简单介绍。KNN 是最简单、最常用的分类算法之一，属于有监督学习的分类算法，不同于无监督学习的 K-均值算法。KNN 的基本原理是：在样本特征空间中，如果一个待分类样本附近的 k 个最近（即特征空间中最邻近）样本的大多数属于某一个类别，则待分类样本也属于这个类别。

在分类器链中，由于每个分类器对应一个多分类任务，多疾病诊断任务的分类是使用基本分类器完成的。多输出分类器与分类器链有类似的作用，多输出分类器分别输出对应于标签的每个分类器，但缺乏标签的相关性。因此，本节使用多输出分类器作为基准模型，对比分类器链的实验效果。

为了准确评估模型的有效性，实验结果均采用 5 折交叉验证的方法进行实验。针对分类器 XGB、RF 和 KNN 的参数，根据两组实验样本的不同，均采用格点法，选择最优的核心参数。MLP 采用 512 个神经元的隐藏层，优化器为 ADAM，学习率为 0.001。BERT 与 BioBERT 的预训练模型分别采用 BERT-Mini 和 BioBERT-Base（PubMed，文献检索服务系统），后者分别利用维基百科和生物医学新闻语料库进行训练。

2）多疾病病情缓急顺序诊断结果

为了评估所设计的模型，本节使用前面提到的 TF-IDF、BERT 和 BioBERT 三种文本嵌入方法，对临床笔记进行嵌入。由于 MIMIC-III数据库为疾病诊断提供了多疾病病情缓急顺序，因此把前三种不同的疾病作为分类器链的多疾病病情

缓急顺序输出。

在不同的文本嵌入方法下，分别对三种不同的嵌入模型进行实验。在实验中，分别针对入住 ICU 的患者队列样本中的排名前 50 位常见疾病和排名前 128 位常见疾病进行实验。为了保证实验结果的稳定性，实验结果报告 5 次交叉验证结果的均值。

多输出分类器为每一个输出拟合一个分类器。本节把多输出分类器作为基准模型，用于对比分类器链的分类效果。在实验结果中，采用 t 检验方法，检验分类器链和多输出分类器的分类结果，星号 "∗" 表示 p 值大于 0.1 的单侧 t 检验结果，原始假设为分类器链的结果小于多输出分类器的结果。在多输出分类器中，由于第一个输入的特征与分类器链的第一个输入的特征一致，因此 Output$_1$ 的结果没有显著差异。需要重点观察分类器链对 Output$_2$ 和 Output$_3$ 的分类影响。

利用 AUROC 的定义和式（3-7），可以分别计算得到相应的 AUROC 和 F1 分数。从表 3-6 和表 3-7 中可以看出，当使用 TF-IDF 嵌入临床笔记时，MLP 的 F1 分数为 0.648，AUROC 为 0.823，是所有分类方法中表现最好的。在 Output$_2$ 和 Output$_3$ 的多输出分类器上，KNN、MLP 都有显著的改进；MLP 在 AUROC 上分别达到 F1 分数的 0.273 和 0.636，也是所有分类方法中最高的；RF 的 F1 分数分别从 0.230 和 0.192 提高到 0.251 和 0.208。然而，使用 XGB 时，实验结果并没有明显改善。当使用 BERT 嵌入临床笔记时，XGB 和 KNN 都没有明显的改善，XGB 的分类效果出现下降。当使用 BioBERT 嵌入临床笔记时，可以看到，大多数结果略好于 BERT。这说明，BioBERT 在嵌入生物医疗文本方面比 BERT 更有效。同时，MLP 和 XGB 在多输出分类器的 BioBERT 嵌入上有改进。

表 3-6　排名前 50 位常见疾病分类器链分类结果

文本嵌入方法	分类器	Output$_1$		Output$_2$		Output$_3$	
		F1	AUROC	F1	AUROC	F1	AUROC
TF-IDF	RF	0.530	0.760	0.251*	0.619*	0.208*	0.589
	XGB	0.500	0.742	0.174	0.578	0.147	0.558
	KNN	0.539	0.762	0.212	0.558	0.132	0.543
	MLP	0.648	0.823	0.273*	0.636*	0.205	0.591
BERT	RF	0.327	0.660	0.146	0.565	0.119	0.551
	XGB	0.221	0.601	0.078	0.529	0.068	0.532
	KNN	0.317	0.656	0.129*	0.557*	0.096	0.535
	MLP	0.269	0.617	0.141*	0.541	0.100*	0.541*
BioBERT	RF	0.332	0.659	0.138	0.558	0.108	0.544
	XGB	0.241	0.615	0.114	0.542	0.097	0.538
	KNN	0.322	0.656	0.124	0.556	0.088	0.535
	MLP	0.327	0.643	0.133	0.564*	0.110	0.538

表 3-7　排名前 50 位常见疾病多输出分类器分类结果

文本嵌入方法	分类器	Output$_1$		Output$_2$		Output$_3$	
		F1	AUROC	F1	AUROC	F1	AUROC
TF-IDF	RF	0.529	0.739	0.230	0.608	0.192	0.588
	XGB	0.492	0.737	0.179	0.589	0.152	0.575
	KNN	0.537	0.761	0.200	0.604	0.147	0.570
	MLP	0.644	0.821	0.255	0.621	0.199	0.591
BERT	RF	0.323	0.654	0.143	0.567	0.114	0.548
	XGB	0.224	0.637	0.090	0.555	0.081	0.542
	KNN	0.315	0.647	0.119	0.542	0.093	0.533
	MLP	0.263	0.617	0.098	0.541	0.074	0.533
BioBERT	RF	0.326	0.652	0.141	0.567	0.111	0.543
	XGB	0.305	0.645	0.119	0.556	0.100	0.540
	KNN	0.320	0.651	0.124	0.566	0.091	0.538
	MLP	0.331	0.626	0.141	0.534	0.103	0.545

　　类似地，利用 AUROC 的定义和式（3-7），分别计算得到排名前 128 位常见疾病分类器链分类的 AUROC 和 F1 分数。表 3-8 展示了排名前 128 位常见疾病分类器链分类结果。与使用 MLP 的多输出分类器分类结果相比，如表 3-9 所示，分类器链的分类结果都得到相应的改善。比如，当使用 TF-IDF 嵌入临床笔记时，在 Output$_1$ 上，MLP 的 AUROC 和 F1 分数都最高，分别达到 0.805 和 0.576。然而，RF、XGB 并没有明显的改进。由此可见，BERT 并没有表现出作为目前先进的文本嵌入方法的优势。

表 3-8　排名前 128 位常见疾病分类器链分类结果

文本嵌入方法	分类器	Output$_1$		Output$_2$		Output$_3$	
		F1	AUROC	F1	AUROC	F1	AUROC
TF-IDF	RF	0.423	0.712	0.210[*]	0.599[*]	0.154[*]	0.576[*]
	XGB	0.366	0.681	0.146	0.567	0.112	0.551
	KNN	0.388	0.693	0.159[*]	0.595[*]	0.088[*]	0.542
	MLP	0.576	0.805	0.248[*]	0.621[*]	0.166[*]	0.580[*]
BERT	RF	0.225	0.610	0.106	0.550	0.082[*]	0.538
	XGB	0.155	0.574	0.056	0.524	0.049	0.520
	KNN	0.214	0.608	0.085	0.541	0.062	0.526
	MLP	0.174	0.584	0.073[*]	0.530	0.058[*]	0.530

续表

文本嵌入方法	分类器	Output$_1$		Output$_2$		Output$_3$	
		F1	AUROC	F1	AUROC	F1	AUROC
BioBERT	RF	0.225	0.610	0.107	0.551	0.083	0.536
	XGB	0.175	0.588	0.072	0.530	0.057	0.524
	KNN	0.210	0.606	0.084	0.543	0.056	0.525
	MLP	0.228	0.590	0.104*	0.546*	0.073*	0.532*

表 3-9　排名前 128 位常见疾病多输出分类器分类结果

文本嵌入方法	分类器	Output$_1$		Output$_2$		Output$_3$	
		F1	AUROC	F1	AUROC	F1	AUROC
TF-IDF	RF	0.419	0.685	0.189	0.591	0.143	0.567
	XGB	0.369	0.681	0.143	0.577	0.117	0.558
	KNN	0.377	0.716	0.137	0.583	0.079	0.549
	MLP	0.573	0.784	0.223	0.606	0.155	0.570
BERT	RF	0.202	0.608	0.106	0.551	0.076	0.535
	XGB	0.151	0.596	0.078	0.547	0.068	0.530
	KNN	0.219	0.607	0.100	0.546	0.065	0.529
	MLP	0.163	0.581	0.067	0.529	0.045	0.529
BioBERT	RF	0.224	0.608	0.107	0.552	0.079	0.539
	XGB	0.171	0.599	0.080	0.544	0.067	0.536
	KNN	0.211	0.602	0.084	0.540	0.056	0.528
	MLP	0.218	0.584	0.071	0.521	0.052	0.525

一方面，由于医学文本信息中医学术语较多，原始的 BERT 并不能很好地嵌入医学文本或临床笔记。另一方面，虽然使用了模型微调，但是从 MIMIC-III 数据集中提取的数据量不足以很好地训练 BERT。采用加入生物信息的 BioBERT 后，相较于BERT 略有改进，但与 TF-IDF 相比仍有较大差距，如表 3-9 所示。这说明，在 MIMIC-III 这类大型数据库中采用传统的 TF-IDF 可以获得更好的文本嵌入效果，主要原因是临床医疗文本规整、没有复杂的上下语义关联，所以 TF-IDF 能够表现得更好些。

总体而言，在排名前 50 位 ICD-9 码（对应的疾病）的多疾病病情缓急顺序诊断中，MLP 在 Output$_1$ 上，F1 分数达到 0.648，AUROC 达到 0.823，而在 Output$_2$ 或Output$_3$ 上，一些分类器如 RF 和 MLP，比多输出分类器的分类结果有所改善。这说明，疾病诊断具有一定的顺序特征，且前一项疾病标签有助于诊断后一项的疾病。

3）标签分类结果

利用模型平均统计数据，可以评估各种模型的相对质量，但会使得分类结果

（或评估结果）损失一定的信息。在本节前面部分，利用 F1 分数和 AUROC 评估了模型的整体性能，但缺乏更细粒度的性能展示。

标签分类结果报告有助于理解分类模型（或分类器）对于特定标签的识别能力。为了更好地展示实验结果对临床的预测能力，这里展示模型对标签层面的预测结果。

利用 Precision、Recall 的定义和式（3-7），分别计算得到相应的 Precision、Recall 和 F1 分数。表 3-10 给出了 MLP 的前五名诊断标签的排名前 50 位常见疾病标签分类结果。从表 3-10 中可以看出，在排名前 50 位常见疾病的标签分类结果中，一些特定的标签分类器的分类精度非常高。比如，$Output_1$ 中的原发性脑出血（ICD-9 码为 431 对应的疾病），一共有 53 个病例在排名第一位的疾病中患有该疾病，分类效果表示：F1 分数达到 0.851，Precision 和 Recall 分别达到 0.976 与 0.758。这样的分类结果说明，模型在该标签下，第一个输出的疾病分类精度极高，能够为临床医生诊断提供有力的辅助。蛛网膜下腔出血（ICD-9 码为 430 对应的疾病）的标签分类结果为：F1 分数达到 0.846，Precision 和 Recall 分别达到 0.733 与 1，但支持病例较少，只有 11 个。在 $Output_2$ 中，脑震荡（ICD-9 码为 3484 对应的疾病）的分类结果为：F1 分数为 0.519，支持病例为 12 个。整体而言，模型在 $Output_1$ 上的分类结果好于其他分类结果，主要因为分类器链中每个分类器的预测过程兼顾前一个标签的信息，但如果前一个分类器不够准确，则会对后面的分类器产生负向影响。

表 3-10　MLP 的前五名诊断标签的排名前 50 位常见疾病标签分类结果

输出	ICD-9 码	中文名	F1	Precision	Recall	支持病例数/个
	431	原发性脑出血	0.851	0.976	0.758	53
	430	蛛网膜下腔出血	0.846	0.733	1	11
$Output_1$	41401	冠状动脉粥样硬化	0.828	0.884	0.779	244
	4241	主动脉瓣疾病	0.773	0.785	0.761	67
	4271	心动过速	0.750	0.600	1	9
	3484	脑震荡	0.519	0.467	0.583	12
	78551	心源性休克	0.478	0.423	0.550	20
$Output_2$	5990	尿路感染	0.444	0.333	0.667	9
	4111	中间冠状动脉综合征	0.366	0.479	0.297	118
	2851	急性出血后贫血	0.364	0.250	0.667	6
	4019	原发性高血压	0.376	0.488	0.306	134
	42731	心房颤动	0.341	0.494	0.260	161
$Output_3$	3484	脑震荡	0.308	0.800	0.190	21
	4280	充血性心力衰竭	0.264	0.461	0.185	162
	78552	败血性休克	0.252	0.519	0.167	84

类似地，表 3-11 给出了 MLP 的前五名诊断标签的排名前 128 位常见疾病标签分类结果。

表 3-11　MLP 的前五名诊断标签的排名前 128 位常见疾病标签分类结果

输出	ICD-9 码	中文名	F1	Precision	Recall	支持病例数/个
Output$_1$	1985	骨骼继发性恶性肿瘤	1	1	1	1
	9654	止痛剂中毒	0.947	1	0.900	10
	430	蛛网膜下腔出血	0.863	0.815	0.917	24
	43310	颈动脉闭塞狭窄	0.842	0.727	1	8
	1983	脑、脊髓继发性恶性肿瘤	0.826	0.950	0.731	26
Output$_2$	45620	食管静脉曲张	0.636	0.875	0.500	14
	5856	终末期肾病	0.571	0.519	0.636	22
	3484	脑震荡	0.500	0.706	0.387	31
	4111	中间冠状动脉综合征	0.490	0.667	0.387	212
	570	肝脏急性和亚急性坏死	0.410	0.533	0.333	24
Output$_3$	2851	急性出血后贫血	0.357	0.571	0.260	77
	3314	梗阻性脑积水	0.326	0.368	0.292	24
	5990	尿路感染	0.288	0.313	0.266	79
	78552	败血性休克	0.284	0.595	0.186	118
	4019	原发性高血压	0.269	0.485	0.187	252

从表 3-11 中可以看到，在 Output$_1$ 上，骨骼继发性恶性肿瘤（ICD-9 码为 1985 对应的疾病）的分类表现完美，但其支持病例仅有 1 个。模型虽然很好地识别出了该病例的疾病，但由于支持病例数过少，应该谨慎对待。同样，可以看到，止痛剂中毒（ICD-9 码为 9654 对应的疾病）获得较高的分类指标，但支持病例数也很少，仅为 10 个。简言之，标签分类结果可以从更细粒度的角度对分类器的分类结果进行分析，但在现实医疗场景中，应该结合临床医生的临床经验加以判断、确定。

4）多疾病病情缓急顺序诊断讨论

目前，已有很多研究者使用 MIMIC（包括 MIMIC-III）数据库开展一些研究工作，包括通过结构化数据、非结构化数据进行疾病诊断。然而，现有大多数研究都是把 ICD 码（包括 ICD-9 码）分为不同数量的组，比如，10 个 ICD 代码类[77] 或 20 个 ICD 代码类[79]，以获得更好的预测（或分类）结果，但这样分组的代价就是预测结果的粒度太粗，对临床医生诊断帮助非常有限。此外，现有研究都是针对各自的研究问题，使用不同类型信息的数据和筛选标准，因此产生不同的患者群体（或患者队列），使得研究结果并不能直接进行对比分析。例如，根据多疾病诊断这类研究目的，使用结构化和非结构化数据，Huang 等[77]实现分类结果的

AUROC 为 0.748，Lipton 等[51]实现分类结果的 AUROC 为 0.8643、F1 分数为 0.3035，Song 等[80]实现分类结果的 AUROC 为 0.82，但综合 AUROC 与 F1 分数来看，这些分类结果都无法与前面 TF-IDF 文本嵌入方法下 MLP 的分类结果（在 $Output_1$ 上）相比。这也说明，TF-IDF 作为文本嵌入方法具有很大的优势。

　　在多疾病病情缓急顺序诊断中，TF-IDF 相较于 BERT 及其拓展类型具有更好的文本嵌入表现，主要原因是医疗文本的规整性、没有复杂的上下语义的关联，因此 TF-IDF 比 BERT、BioBERT 的文本嵌入效果更出色。

第4章 电子健康记录驱动的深度强化学习疾病治疗策略优化

EHR 已经成为评估临床医生临床策略、提高医疗质量、预测疾病死亡风险和优化疾病治疗效果的主要证据来源之一。如何利用 EHR 实现多疾病病情缓急顺序决策，是目前研究中的建模挑战之一。强化学习为多疾病病情缓急顺序决策提供了一种有效的方法。在基于模型的强化学习方法中，本章提出一种 EHR 驱动的强化学习算法来优化疾病连续治疗策略。它可以广泛地应用于需要连续治疗决策的疾病，如脓毒症、糖尿病及其并发症等。通过利用强化学习算法，优化临床医生的历史治疗策略，实现对糖尿病酮症酸中毒（diabetic ketoacidosis，DKA）患者血糖的更好控制。本章着重阐述强化学习的环境建模过程以及单智能体、多智能体的强化学习算法设计。在环境建模过程中，需要根据 EHR 中的患者病历进行建模，这里除了考虑必需的生理变量，还应考虑主要疾病因素，这会提高模型对该类疾病患者的可解释性。在强化学习过程中，采用 DQN 模型，优化糖尿病酮症酸中毒患者的最佳胰岛素剂量。在此基础上，考虑真实医疗场景中多医生会诊治疗疾病的情况，把该算法扩展到多智能体强化学习环境中。多智能体强化学习以两个智能体使用联合策略为例，模拟两位临床医生联合治疗疾病的场景，在策略和血糖浓度控制方面，取得比单智能体和临床医生更好的疾病治疗效果。

4.1 电子健康记录驱动的深度强化学习疾病治疗策略优化问题

在现实疾病诊疗场景中，临床医生需要根据医学知识与经验做出疾病诊断和疾病连续治疗建议。患者的生理状态会因为临床医生的治疗产生相应的反应。因此，在 EHR 驱动的算法研究中，一个重要任务是疾病治疗药物的顺序推荐。疾病治疗药物的顺序推荐是指根据患者当前的生理状态，连续推荐下一种药物或下一次药物剂量。目前已有多种方法可以用来解决疾病治疗药物的连续推荐问题，比如，经典的协作过滤技术[81]和 LSTM[82]；也有根据历史病历，通过案例相似度进行药物推荐的研究[83]。在以往的研究中，长期动态的疾病治疗过程并没有很好的模型加以描述[84]。近年来，深度强化学习在医疗等各领域取得显著进展。深度强化学习通过考虑目标的长期最大化，为疾病连续药物治疗问题提供了一种有效的解决方案。

　　糖尿病在 2017 年之前影响了世界上 4 亿多人的健康[85]。这意味着，2017 年全世界约有 8%的成年人患有糖尿病。糖尿病是一种常见的慢性疾病，它会导致血糖浓度长期高于正常水平，并会引起多种并发症，如心脑血管疾病、视网膜病变、肾脏损害等。糖尿病的发病率正在不断提高，主要原因是人们生活方式不健康，以及全球化带来的食物多样化和营养失衡。另外，糖尿病患者是新型冠状病毒感染（COVID-19）的高危人群。糖尿病增加患者罹患严重疾病的可能性，增加 ICU 的入住率以及 COVID-19 导致的死亡率[86]。以往的证据已显示，SARS 冠状病毒（SARS-CoV）会与胰岛中的 ACE2（angiotensin converting enzyme 2，血管紧张素转化酶 2）结合，导致胰岛受损和急性糖尿病，而最新的证据显示，新型冠状病毒（SARS-CoV-2）也可能与 ACE2 结合，导致急性糖尿病。这种理论上的病理研究证明，COVID-19 可能导致胰岛素减少，并增加糖尿病酮症酸中毒的风险，特别是对于已经患有糖尿病的患者。

　　研究胰岛素用量与糖尿病之间的关系，已经成为公众关心的话题，特别是如何利用胰岛素剂量控制患者血糖，已经成为该领域的一个重要研究课题。针对糖尿病患者的强化学习算法的设计，也是近年来非常活跃的领域[87]，因为强化学习能够持续有效地控制血糖并寻找到胰岛素剂量最佳策略。然而，现有研究仍有许多不足之处。首先，部分研究采用葡萄糖相互作用模拟器，以获得适合糖尿病患者的血糖控制策略[88]。这样的血糖控制策略没有一个合适的血糖浓度起始点，也没有考虑糖尿病患者复杂的生理状态，因此无法用于指导临床医生的临床实践[89]。其次，采用 EHR 进行的相关实验表明，由于数据质量、可用性和数据类型的异质性等，根据 EHR 数据建立的精确分析模型存在一些严峻挑战[90-92]。再次，利用 EHR 数据构建的模型忽略了一些主要疾病因素，这将导致实验结果的错误和临床可解释性的降低，而且现有模型通用性差，只能针对具体的疾病进行治疗策略优化。最后，在入住 ICU 的患者疾病治疗场景中，通常存在多个医生同时进行疾病诊疗决策，也应考虑多智能体强化学习的设计，可将其看作多个医生对患者疾病进行会诊与治疗。为此，本章设计一种 EHR 驱动的强化学习算法来解决上述问题。它可以为临床医生提供血糖控制的辅助治疗策略，模型的结构如图 4-1 所示。

　　图 4-1 展示了 EHR 驱动的强化学习算法的框架，由左、右两部分组成。左边部分是 EHR 驱动的强化学习环境模型，其来源是糖尿病患者的真实 EHR，包括动态变量和静态变量等。利用糖尿病患者的历史 EHR，构建糖尿病患者的状态、动作和状态转移概率。右边部分是采用 DQN 模型进行强化学习的设计。在这个设计中，智能体通过对患者历史血糖浓度和其他生理指标（状态）的学习，优化临床医生的疾病治疗策略，对糖尿病患者的血糖浓度给出更好的控制策略，从而促进糖尿病患者的临床治疗。

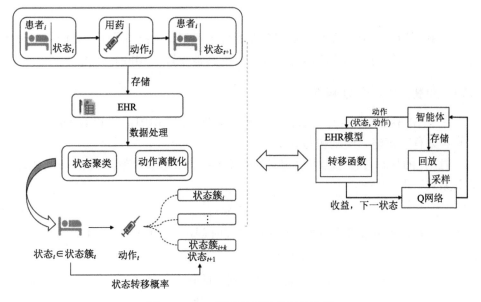

图 4-1　EHR 驱动的强化学习结构图

4.2　电子健康记录驱动的深度强化学习算法

本节首先阐述如何通过马尔可夫决策过程对糖尿病酮症酸中毒患者进行血糖控制，其次介绍 EHR 驱动的强化学习算法基本元素的设计，最后描述如何通过多智能体强化学习的设计，模拟两个临床医生的会诊场景。

临床医生治疗患者疾病的决策通常都是连续的，并且患者的生理状态会随着临床医生的疾病治疗策略逐步发生变化。马尔可夫决策过程是一种连续决策的数学模型，可以有效地描述临床医生对患者疾病连续治疗的决策问题。因此，可以把糖尿病酮症酸中毒患者的血糖控制问题刻画为马尔可夫决策过程。马尔可夫决策过程是强化学习和深度强化学习的基本方法，已在 1.3.2 节中做过简单介绍。

下面，以模拟器中无模型的强化学习（model-free reinforcement learning，MFRL）控制血糖为例，对强化学习做一个简单介绍。MFRL 通常采用单个智能体，在连续的离散时间段内给予胰岛素剂量并与糖尿病患者的生理状态进行交互。在每个时间段内，智能体接收当前状态 $s_t \in S$，该状态来自模拟器。然后，智能体采取胰岛素给药动作 $a_t \in A$。每个动作 a_t 是一个明确的胰岛素剂量。随后，糖尿病患者的状态将由 s_t 转移到 s_{t+1}，智能体也将根据糖尿病患者血糖浓度的变化，获得相应的奖励 $r_t \in R$。经过智能体持续不断地与模拟器进行交互，并进行相应的策略（给药动作）改变，最终智能体将找到最佳的系列策略，使得奖励函数最大化。

MBRL 旨在建立一个基于数据分布的环境模型。该模型通常由智能体与现实环境互动中收集的数据构建而成。MBRL 的其他设置与 MFRL 一致。

4.2.1　单智能体深度 Q 网络

在 EHR 驱动的强化学习算法设计中，本节根据 MBRL，设置 DQN 模型的状态转移方程、策略、奖励和 Q 函数。

时刻 t 的状态转移方程可以定义为时刻 $t+1$ 的状态与时刻 t 的状态、动作之间的关系式，即

$$s_{t+1} = p(s_t, a_t) \tag{4-1}$$

其中，p 为状态转移概率函数。它刻画当前时刻 t（$t = 1, 2, \cdots, T_0 - 1$）的状态、动作与下一个时刻 $t+1$ 的状态之间的关系。

通过对 EHR 样本的统计，就可以得到当前状态与动作下的下一个可能状态。状态转移概率函数依赖于患者所有状态都能转移的概率，而不是只考虑状态转移概率的最大值[91]，从而可以充分考虑到患者的动态生理特性。奖励 $r = R(s, a)$ 是智能体的目标，即累积奖励的最大化，其中 $s = (s_1, s_2, \cdots, s_{T_0})$ 与 $a = (a_1, a_2, \cdots, a_{T_0})$ 分别为患者的状态向量、智能体的策略（给药动作）向量。考虑奖励函数的状态动作价值函数 $Q(s, a)$ 可以用一个贴现率 γ 来定义。于是，最佳的状态动作价值函数可定义为

$$Q^*(s, a) = R(s, a) + E_{s'}\left[\gamma \max_{a'}\{Q(s', a')\}\right] \tag{4-2}$$

式（4-2）可以通过利用贝尔曼方程进行递归求解。智能体通过选择能使期望奖励最大化的动作向量，便可以获得最佳的状态动作价值函数 $Q^*(s, a)$。DQN 模型利用神经网络，通过带参数向量 $\theta = (\theta_1, \theta_2, \cdots, \theta_{T_0})$ 的函数，可以无限逼近最佳的状态动作价值函数，因此最佳的状态动作价值函数 $Q^*(s, a)$ 可以表示为带参数的神经网络函数，即

$$Q(s, a, \theta) \approx Q^*(s, a) \tag{4-3}$$

参数 θ_t（$t = 1, 2, \cdots, T_0$）可以通过时刻 t 的损失函数最小化进行训练获得，即按照下面的期望偏差平方最小化进行求解得到

$$\min_{\theta_t}\{L(\theta_t)\} \tag{4-4}$$

其中，$L(\theta_t) = E_{s_t, a_t}\left[(y_t - Q(s_t, a_t, \theta_t))^2\right]$。而 y_t 根据时刻 t 是否为终止状态的时刻

T_0 ，可定义为

$$y_t = \begin{cases} r_t, t = T_0 \\ r_t + E_{s'}[\gamma \max_{a' \in A}\{Q(s', a', \theta_{t-1})\}], \quad t = 1, 2, \cdots, T_0 - 1 \end{cases} \tag{4-5}$$

参数 θ_t（$t = 1, 2, \cdots, T_0$）通过 SGD 方法进行更新，可以表示为

$$\theta_t \leftarrow \theta_t - \rho \nabla_{\theta_t} L(\theta_t) \tag{4-6}$$

其中， $\rho \in (0, 1]$ 为学习率，可根据实际需要事先确定。

4.2.2 多智能体 Q 值分解合作学习

近年来，价值分解网络在许多复杂的任务中取得了良好的效果[93,94]。受 ICU 中多位医生诊疗（或会诊）的启发，本节把 EHR 驱动的强化学习扩展为线性价值分解的多智能体合作学习，这与原始的价值分解网络略有不同。原始的价值分解网络采用神经网络来获得 Q 值的分解。由于神经网络的拟合会造成无法观测到各个智能体的价值分解过程，因此这里选择线性组合方法进行价值分解。线性组合的方式可以直接观察到智能体之间在给定参数下的表现和互动，避免神经网络分解造成的价值分解过程的不可观察性。

价值分解网络有一个最重要的假设，即多智能体的联合 Q 值函数可以分解为各个智能体的状态动作价值函数之和[95]。于是， d 个智能体 Agent$_i$（$i = 1, 2, \cdots, d$）的联合 Q 值函数可以表示为

$$\bar{Q}(s, \bar{a}) = \sum_{i=1}^{d} \bar{Q}_i(s, \bar{a}_i) \tag{4-7}$$

其中，智能体的 Q 值函数 $\bar{Q}_i$ 只依赖于自己的观察结果，即状态 $s \in S$ 及其动作（策略）$\bar{a}_i \in A_i$ ； $\bar{a} = \bar{a}_1 + \bar{a}_2 + \cdots + \bar{a}_d$ 为由 d 个智能体 Agent$_i$（$i = 1, 2, \cdots, d$）根据当前状态 s 与动作 $\bar{a}_i$ 共同创造出来的联合动作（或联合策略）。

例如，在 EHR 驱动的强化学习中，假设两个智能体 Agent$_1$ 和 Agent$_2$ 进行合作学习，则它们的联合 Q 值函数可以简单写成

$$\bar{Q}(s, \bar{a}) = \bar{Q}_1(s, \bar{a}_1) + \bar{Q}_2(s, \bar{a}_2) \tag{4-8}$$

容易看出，在式（4-8）中，两个智能体 Agent$_1$ 与 Agent$_2$ 的联合 Q 值函数是它们各自 Q 值函数的简单求和。但在现实问题中，各智能体的重要性或作用不一定完全相同。因此，可以利用线性加权方法，求得多智能体合作学习的联合 Q 值函数，即状态动作价值函数。于是，上述两个智能体 Agent$_1$ 和 Agent$_2$ 合作学习的状态动作价值函数可以表示为

$$\bar{Q}(s, \bar{a}) = \alpha \bar{Q}_1(s, \bar{a}_1) + (1 - \alpha)\bar{Q}_2(s, \bar{a}_2) \tag{4-9}$$

其中，$\alpha \in [0,1]$ 为权重，可根据实际问题进行确定。相应地，两个智能体 $Agent_1$ 和 $Agent_2$ 可以根据当前状态 s 与动作 $\bar{a}_1$、$\bar{a}_2$，共同创建一个联合动作：

$$\bar{a} = \alpha\bar{a}_1 + (1-\alpha)\bar{a}_2 \qquad (4\text{-}10)$$

然后，这两个智能体 $Agent_1$ 和 $Agent_2$ 可从环境中获得与联合动作相对应的奖励：

$$r = \alpha r_1 + (1-\alpha)r_2 \qquad (4\text{-}11)$$

价值分解网络通过线性价值分解，即分解为两个智能体 $Agent_1$ 和 $Agent_2$ 在给定状态下的合作学习，并且两个智能体的合作学习行为可以通过权重 α 的变化来观察。不同的权重 α 意味着两个智能体 $Agent_1$ 和 $Agent_2$ 的不同贡献、作用或努力。特别地，当 $\alpha = 0$ 或 $\alpha = 1$ 时，式（4-9）~式（4-11）可以退化到单智能体强化学习的情形。

4.3　电子健康记录驱动的强化学习实验环境构建

本节介绍实验的相关背景、患者队列的提取以及强化学习过程各要素的构建依据和相应的建模结果。

4.3.1　患者队列的提取

1）实验背景

糖尿病是一种由代谢紊乱引起的慢性高血糖症。截至 2017 年，糖尿病影响了世界上 4 亿多人的健康[85]；到 2021 年，有近 5.37 亿人受到糖尿病的困扰[96]。由于 COVID-19 的流行，更多的证据表明，感染 SARS-CoV-2 的糖尿病患者将增加严重疾病、提高进入 ICU 和死亡的概率。

糖尿病最严重的急性代谢并发症之一是糖尿病酮症酸中毒，其特点是高血糖、酮症和代谢性酸中毒[97]。这种紧急情况通常在患者发病 24 小时内发生，因为自身胰岛素水平不足，常常进入 ICU。每年有近 8% 的 1 型糖尿病患者因糖尿病酮症酸中毒住院，死亡率超过 30%[98]。

2）患者队列的提取信息

糖尿病酮症酸中毒患者队列的基本信息同样是在 MIMIC-III 数据集上进行提取。为了充分提取合理的糖尿病酮症酸中毒患者队列，本节根据现有研究与本书的研究目的，建立以下四个标准对患者队列进行提取。①ICD-9 码是 250.1*。它表示糖尿病酮症酸中毒的疾病。这里并不严格区分 1 型糖尿病和 2 型糖尿病，因为这两类疾病都有可能发生糖尿病酮症酸中毒[98]。②seq_num≤3。seq_num 提供与糖尿病酮症酸中毒患者相关的 ICD-9 码诊断的多疾病病情缓急顺序，它是按优先级排序的。这种多疾病病情缓急顺序表示疾病对患者的影响情况，以及对患者疾病治疗费用报销的影响，已在 3.3 节做过相应的介绍。③表 4-1 中的动态生理变量在糖尿病酮症酸中毒患者疾病治疗时间区间内至少有一次测量。④表 4-1 中的静态生理变量在糖尿病酮症酸中毒患者疾病治疗时间间隔内至少有一次测量。表 4-1 中的部分变量在表 2-2 中也有相应的介绍，这里不再赘述。

表 4-1　实验相关变量

变量类型	特征
静态生理变量	potassium、chloride、sodium、hemoglobin、bun、age、sex、mortality（死亡率）
动态生理变量	glucose、creatinine、bicarbonate、insulin（胰岛素）、anion gap、temperature（体温）、respiratory rate（呼吸率）、heart rate（心率）

根据提取到的动态生理变量和静态生理变量，按照以下步骤进行相应的数据处理：①根据糖尿病酮症酸中毒患者的入院和出院时间，把每位患者的住院时间标准化到 24 小时；②把这 24 小时平均分为 8 个时间区间，其中每个动态生理变量的值在每个时间区间内进行平均；③由于 EHR 缺失值严重，将删除动态生理变量缺失值超过 50%的糖尿病酮症酸中毒患者。

经过预处理后，糖尿病酮症酸中毒患者队列最终得到 190 个患者。选择对这 190 个最终患者的研究不同于其他针对数千个患者的研究，一方面，在 EHR 中，数据缺失值严重，造成许多数据的删减；另一方面，筛选条件中考虑多疾病病情缓急顺序指标（seq_num）。这个指标过滤掉一部分患有该疾病但不是主要疾病的患者，这样的筛选使得样本更具有代表性。

表 4-2 展示了最终的糖尿病酮症酸中毒患者队列的基本情况，包括性别、平均年龄和存活情况等。

表 4-2　最终的糖尿病酮症酸中毒患者队列的基本情况

性别	人数/个	死亡人数/个	平均年龄/岁
男性	82	33	50.69
女性	108	27	43.72
总体	190	60	46.73

从表 4-2 中可以看到，男性的平均年龄高于女性，且糖尿病酮症酸中毒的总体死亡率达到 31.6%。由此可见，糖尿病酮症酸中毒是致死率很高的疾病。

4.3.2　强化学习过程的要素构建

1）状态空间与聚类

在 EHR 驱动的强化学习算法中，状态空间由患者的动态和静态生理变量值共同组成[99]，每个糖尿病酮症酸中毒患者在每个时间区间都有一个状态。如果不对糖尿病酮症酸中毒患者的状态进行处理，那么所有患者一共产生 1520 个不同的状态。因为每个患者都有一个独立的疾病治疗病情缓急顺序，智能体将无法学习到有效的策略。当状态空间比较复杂时，对相似患者的状态进行聚类，可以有效地减少状态的数量[100]。在对状态进行聚类时，聚类的类别数量是关键的变量。如果状态的聚类类别数量较少，如将糖尿病酮症酸中毒患者的状态只聚类为两个类别，则所有患者在疾病治疗过程中都只有两种状态，从而无法进一步细分患者疾病治疗效果的好坏。反之，如果状态的聚类类别数量过多，则当智能体与模型交互时，在建模过程中无法得到相应的状态转移概率，智能体也无法学习到有效的策略，因此有必要选择适当的状态聚类类别数量。

在确定状态的聚类类别数量之前，通常采用格点搜寻确定最佳的聚类类别数量。这里使用 Mclust 算法对状态的聚类类别数量进行搜寻。Mclust 是通过期望最大化（expectation-maximization，EM）算法对具有多种协方差的正态混合模型进行参数估计获得的函数，其假设观测数据是一个或多个高斯分布的抽样结果，并可以通过贝叶斯信息准则（Bayesian information criterion，BIC）进行判定。根据高斯混合模型的特征，从体积、形状、协方差三个维度进行划分[101]，可得到聚类实验结果，如图 4-2 所示。

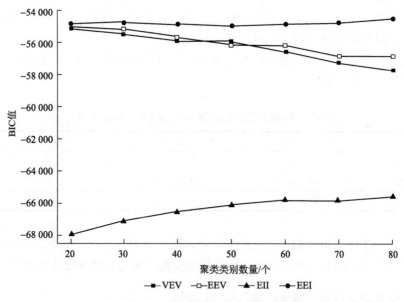

图 4-2　患者聚类指标变化情况

在图 4-2 中，横坐标表示状态的聚类类别数量，并采用 VEV、EII、EEV、EEI 四种指标，分别估计不同状态下的聚类类别数量的 BIC 值。VEV、EII、EEV、EEI 是 Mclust 软件包提供的 14 种指标（或模型）（EII、VII、EEI、VEI、EVI、VVI、EEE、EVE、VEE、VVE、EEV、VEV、EVV、VVV）中的 4 种。聚类模型的 BIC 值越高，意味着聚类效果越好。图 4-2 中的结果显示，EII 呈现上升趋势，VEV 和 EEV 有下降趋势，而 EEI 变化不大。不同的聚类模型显示出非常不同的聚类结果。在综合考虑各模型的聚类结果后，最终选择将状态聚类为 50 个类别。

确定好状态的聚类类别数量之后，采用高斯混合模型，对所有糖尿病酮症酸中毒患者的所有状态进行聚类，可得到状态聚类后的直方图，如图 4-3 所示。图 4-3 显示了每个状态类别下的状态数量。在得到聚类后的 50 个状态类别后，把每个状态类别的平均血糖浓度作为该状态类别下的血糖浓度标签，用于奖励函数的设计。

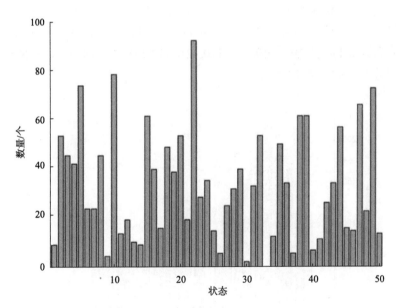

图 4-3　状态聚类的状态分布情况

2）动作空间

对糖尿病酮症酸中毒患者而言，合理的胰岛素剂量是治疗糖尿病酮症酸中毒疾病的关键[102]。一方面，胰岛素的剂量可以直接影响血糖浓度的下降速度；另一方面，过高或过低的胰岛素剂量都可能导致不良反应，进而加重糖尿病酮症酸中毒患者的病情。在选择胰岛素剂量作为临床医生的动作（策略）时，临床医生使用的胰岛素剂量并不是连续的，且不同病情下疾病治疗的剂量也有很大差异。胰岛素剂量（动作）描述性统计如表 4-3 所示。

表 4-3　胰岛素剂量（动作）描述性统计

项目	最小值	第一分位数	中位数	平均值	第三分位数	最大值
胰岛素剂量/IU	0.50	3.23	5	6.31	7.78	62.92

从表 4-3 中可以看到，胰岛素剂量的最小值与最大值之间有较大差异，有 75% 的胰岛素剂量低于 7.78IU。临床医生在治疗糖尿病酮症酸中毒患者的过程中，使用的胰岛素剂量的范围非常大，这也要求在模型设计中需要对动作（胰岛素剂量）加以区分。正如前面提到的，使用的胰岛素剂量是非连续的，所以需要对其进行离散化处理，把相近的胰岛素剂量合并到同一个范围（区间）。

根据胰岛素剂量的分布，本节把 10IU 以下的胰岛素剂量，按照每个单位合并为一个区间；10~18IU 的胰岛素剂量，按照每两个单位合并为一个区间；18IU 及以上的胰岛素剂量，按照全部单位合并为一个区间。最后，共计得到 15 个动作区间，分别为[0,1)、[1,2)······[9,10)、[10,12)、[12,14)······[18,+∞)，即离散化后的动作区间分布，如图 4-4 所示。

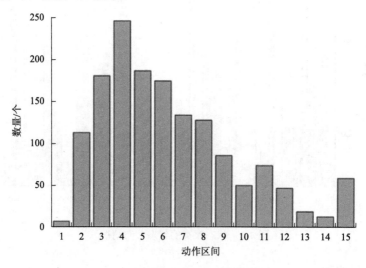

图 4-4　离散化后的动作区间分布

3）奖励函数

奖励函数用来激励智能体寻找最优策略（动作），为智能体指引寻优的方向。合理的奖励函数设计对智能体寻找最优策略有着至关重要的影响[103]。根据患者状态的聚类结果，把每个状态类别下平均血糖浓度作为当前状态类别的血糖浓度标签。与使用强化学习控制血糖浓度的其他研究相比[104,105]，它们只把患者当前的血糖浓度作为奖励的依据，而本节的奖励函数设计更关注血糖浓度的当前状态与之前状态的差异，即考虑糖尿病酮症酸中毒患者的血糖浓度的改善或恶化的情况。这种奖励函数设计更符合临床医生的决策情况。

把血糖浓度维持在正常血糖浓度范围内是一项艰巨的任务。对于住院患者，特别是入住 ICU 的患者，由于其脆弱健康状况、精神压力、饮食时间改变等主要因素，胰岛素注射不足是糖尿病治疗中存在的主要问题之一[106]。正常人的血糖浓度范围是 70~110mg/dL，但考虑到糖尿病酮症酸中毒患者的血糖控制具有更大的挑战，鼓励智能体把血糖浓度控制在 70~150mg/dL 的目标区间内[98]。因此，可以设计得到对智能体的具体奖励，如表 4-4 所示。

表 4-4　对智能体的奖励设计

BG_t 范围	BG_{t-1} 范围		
	$[0,150]$	$(150,300]$	$(300,+\infty)$
$[0,150]$	1	1	2
$(150,300]$	−1.5	−2	−2
$(300,+\infty)$	−3	−3	−4

在表 4-4 中，BG_t 和 BG_{t-1} 分别表示当前时间 t 的状态、前一个时间 $t-1$ 的状态下糖尿病酮症酸中毒患者的平均血糖浓度。在训练过程中，当智能体选择一个动作时，这个动作把糖尿病酮症酸中毒患者的血糖浓度从前一个状态的大于 300mg/dL 降低到当前状态的不大于 150mg/dL，则智能体可以获得 2 单位的奖励。设计奖励函数时，本节考虑分段设计的奖励函数，这有助于智能体循序渐进地找到合理的疾病治疗策略。在实验过程中，如果奖励函数设计缺乏引导性，则会导致智能体学习不到合理的疾病治疗策略。在没有引导性的奖励函数时，智能体通常会采取"偷懒"的疾病治疗策略。换句话说，智能体可能会在前面的疾病治疗阶段不采取任何治疗措施，只在最后阶段采取一次性大剂量胰岛素的策略，从而获得高额的奖励。分段设计的奖励函数将持续引导智能体学习并找到最优的血糖控制策略，从而把糖尿病酮症酸中毒患者的血糖浓度控制在合理的区间内。

此外，当智能体采用贪婪策略时，有一定的概率不会选择奖励最大的动作，这可能会导致糖尿病酮症酸中毒患者状态无法成功转移。如果智能体选择一个导致当前状态不能转移到事先给定的下一个状态的动作，则智能体将会受到 −1 单位的惩罚。这个惩罚会使这类动作在事先给定的状态下失去价值，从而使得智能体可以避免采用更多的不能转移的动作，提高基于模型的强化学习的样本利用率。

4.3.3　实验环境及参数

为了探索参数对实验结果的影响，本节设计 4 个不同参数的智能体 Agent_i（ $i=1,2,3,4$ ），其参数具体设计如表 4-5 所示。

表 4-5　各智能体的实验参数

实验参数	Agent_1	Agent_2	Agent_3	Agent_4
贪婪率 ε	0.1	0.02	0.1	0.02
贴现率 γ	0.95	0.95	0.90	0.90
学习率 α	0.02	0.02	0.02	0.02

贪婪策略是强化学习中最基本、最常用的随机策略。贪婪率 $\varepsilon \in [0,1]$ 是贪婪策略的重要参数，其含义是：当智能体选择使状态动作价值函数最大化的动作时，有一定的概率选择其他动作作为探索，其中选择状态动作价值函数最大化的动作概率为

$$p=1-\varepsilon+\frac{\varepsilon}{|A(s_t)|} \tag{4-12}$$

其中，$|A(s_t)|$ 为当前状态 s_t 对应的动作数量。由于每个动作被选择的概率为 $\dfrac{\varepsilon}{|A(s_t)|}$，这一项中也同时包含选择状态动作价值函数最大化的动作的概率，所以状态动作价值函数最大化的概率表示为 $1-\varepsilon$ 与 $\dfrac{\varepsilon}{|A(s_t)|}$ 之和。

贪婪策略对智能体动作的探索与利用关系进行权衡。考虑到 MBRL 的特征以及更好地利用临床医生的领域知识与经验，贪婪策略的参数设计需要更关注动作的利用，而不是探索。因此，本节设计贪婪策略的两个不同的参数，即贪婪率分别为 0.1 和 0.02，用于表示两个不同智能体具有不同的探索和利用能力。

奖励的贴现率是 $\gamma \in [0,1]$。贴现率 γ 越接近 0，智能体越重视当前奖励的短视策略。反之，贴现率 γ 越接近 1，智能体越重视长期奖励的长远策略。在真实的医疗场景中，药物的效果往往不会立即反映出来，需要一定的作用时间，且治疗疾病（尤其像糖尿病等这类慢性病）是一个周期很长的过程，需要设置合理的奖励贴现率。本节把贴现率 γ 分别设置为 0.90 和 0.95，以讨论远期奖励对智能体策略的影响。

学习率 $\alpha \in [0,1]$ 是 DQN 模型中参数 θ 的更新速率。本节的学习率采用一个固定值 0.02，且在多智能体合作学习中，其学习率也设定为 0.02。

这里的多智能体合作学习只以两个智能体为例，即考虑两个智能体的合作学习。对式（4-9）中的权重 α，确定其取值范围为闭区间[0.05,0.95]，并以 0.05 为步长，对两个智能体的合作学习效率进行评估。训练周期数设定为 1000 轮，因为较少训练周期的算法可以从基于模型的强化学习中获得收敛效果。

具体的实验设置、环境与第 3 章相同，这里不再赘述。

4.4　电子健康记录驱动的强化学习实验结果分析

本节介绍基于模型的强化学习与多智能体强化学习算法的结果及分析。为了评估疾病治疗策略优化算法的有效性，本节设计两个评价指标：①最终状态下成功把血糖浓度控制在 70~150 mg/dL 的患者比例；②疾病治疗期间的胰岛素剂量总和。在实验中，为了减少不同初始状态和状态转移概率的影响，每个实验结果都重复进行 20 次，并取平均值进行分析。

为了展示 EHR 驱动的 MBRL 设计的通用性，这里把 DQN 模型与 Q 学习模型、Double DQN 模型、Dueling DQN 模型进行比较分析。

Q 学习模型是一种价值函数驱动的强化学习方法[107]，智能体通过最大化状态动作价值函数来学习最优策略。Q 学习模型通常采用贝尔曼方程来迭代更新 Q 值。

Double DQN 模型结合 Q 学习模型和深度神经网络[27]，其主要思想是利用两个神经网络分别把目标 Q 函数分解为动作选择和动作评估，从而减少 DQN 模型中 Q 值的过度估计问题。

Dueling DQN 模型是强化学习中的一种竞争性架构[108]。它把 Dueling 决斗网络分为两个独立的估计器来评估状态价值函数和动作优势函数，从而获得更精准的 Q 值。在对比实验中，均采用与 DQN 模型相同的参数设计，如表 4-5 所示。

4.4.1　单智能体强化学习实验结果

针对不同参数取值，可以得到不同强化学习算法的训练结果，如表 4-6 所示。从表 4-6 中可以观察到，真实的临床医生得到的血糖控制率为 24.2%，而所有强化学习方法得到的血糖控制率均高于真实的临床医生。从不同参数下的智能体强化学习结果中可以看出，在不同的强化学习模型中，它们的性能也有一定的差异。例如，智能体 $Agent_1$ 和 $Agent_2$ 在 DQN 模型中分别达到 41.4% 与 43.4%，高于其他模型。智能体 $Agent_1$ 和 $Agent_2$ 在 DQN 模型中虽然有相同的贴现率 γ，但智能体 $Agent_2$ 有较低的贪婪率，获得较高的控制率。这表明，智能体在基于模型的优化过程中应该较少考虑探索，更加注意利用。但在 Q 学习模型、Double DQN 模型、Dueling DQN 模型中的表现则相反。理论上，基于模型的强化学习算法应该更注重利用率，但在 EHR 驱动的强化学习模型中，学习模型是依据状态概率进行的转换，而不是根据最大概率的状态转换，这更符合自然规律和患者的生理反应。因此，可以预期的结果应该是，探索程度较高的智能体，即较低的贪婪率，会取得更好的疾病治疗效果。

表 4-6　　EHR 驱动的强化学习实验结果

模型	评价指标	Agent$_1$	Agent$_2$	Agent$_3$	Agent$_4$	真实的临床医生
Q 学习	血糖控制率	0.382	0.379	0.377	0.385	0.242
	胰岛素剂量/IU	66.14	65.23	65.08	64.42	42.93
DQN	血糖控制率	0.414	0.434	0.407	0.406	0.242
	胰岛素剂量/IU	62.79	66.05	64.25	63.10	42.93
Double DQN	血糖控制率	0.394	0.377	0.370	0.425	0.242
	胰岛素剂量/IU	60.53	58.00	58.71	66.53	42.93
Dueling DQN	血糖控制率	0.403	0.395	0.420	0.393	0.242
	胰岛素剂量/IU	60.23	62.88	63.14	59.44	42.93

与此同时，从表 4-6 中可以看到贴现率 γ 对 DQN 模型下实验结果的影响。例如，智能体 Agent$_1$、Agent$_2$ 比智能体 Agent$_3$、Agent$_4$ 的血糖控制率表现得更好，较高的贴现率 γ 意味着智能体更注重短期的策略。这表明，在入住 ICU 的患者治疗场景下，患者核心生理指标的变化需要持续关注，进行及时的治疗药物干预，而不是侧重长期的治疗策略。但在 Q 学习模型下，贴现率 γ 对智能体的治疗效果的影响不显著。

通过比较 DQN 模型与其他三种模型（Q 学习模型、Double DQN 模型、Dueling DQN 模型）的表现，智能体 Agent$_3$ 在 Dueling DQN 模型下取得最高的血糖控制率，而智能体 Agent$_4$ 在 Double DQN 模型下取得最好的血糖控制率表现。理论上，Dueling DQN 模型与 Double DQN 模型都是在 DQN 模型的基础上改进而来的，以获得更精准的 Q 值估计，从而更好地指导智能体与环境进行交互。在实际的实验中，往往会受到实验环境的不同参数以及数据特征等的影响，同时也可以看到，在没有神经网络结构的情况下，Q 学习模型的优化结果明显弱于其他模型，但也优于真实的临床医生的疾病治疗效果。以上结果均表明，真实的临床医生在对糖尿病酮症酸中毒患者的治疗决策上存在一定的改进空间。

胰岛素的用量与血糖浓度的控制在理论上有反向作用，即胰岛素用得越多，血糖浓度应该越低。从表 4-6 的结果中也可以看到这个现象，真实的临床医生的胰岛素剂量之和是 42.93IU，而其他强化学习方法几乎都高于 60IU。较高的剂量并不一定意味着更好的疾病治疗效果。例如，在 Q 学习模型下，智能体 Agent$_1$ 的胰岛素剂量达到 66.14IU，但血糖控制率仅有 38.2%。Double DQN 模型下的智能体 Agent$_4$ 与 DQN 模型下的智能体 Agent$_2$ 使用的胰岛素剂量分别是 66.53IU、66.05IU，并得到最好的血糖控制率。这也说明，在糖尿病酮症酸中毒患者的一些状态下，真实的临床医生的用药策略还有待改进，会存在用药不足的情况。

以智能体 Agent$_2$ 为例，进一步探索真实的临床医生的用药策略与智能体的疾病治疗策略的差异。经过聚类后，糖尿病酮症酸中毒患者初始状态有 45 个，图 4-5 展示了糖尿病酮症酸中毒患者初始状态的分布情况。

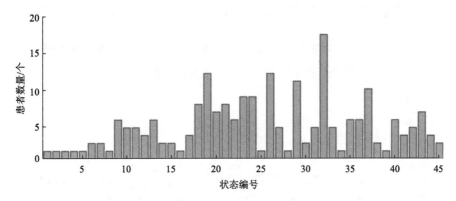

图 4-5　糖尿病酮症酸中毒患者初始状态的分布情况

真实的临床医生与智能体的疾病治疗情况如图 4-6 所示。这些初始状态已经按照初始血糖浓度升序排列。这里选择 DQN 模型下智能体 Agent$_2$ 的疾病治疗策略作为代表，比较真实的临床医生与智能体对糖尿病酮症酸中毒患者进行疾病治疗的血糖浓度变化情况。从图 4-6 可以看出，在 45 个不同的初始状态中，有 28 个状态下智能体 Agent$_2$ 学习的疾病治疗策略比真实的临床医生更好，糖尿病酮症酸中毒患者的最终血糖浓度控制到低于初始血糖浓度。另外，从图 4-6 中可以进一步得知，在前 20 个状态中，智能体 Agent$_2$ 在 14 个状态中取得更好的表现。然而，在状态大于 40 时，智能体 Agent$_2$ 并没有学到更好的血糖控制策略，特别是在最后两个状态下，糖尿病酮症酸中毒患者的疾病治疗效果反而更差。究其原因，一方面，EHR 驱动的状态转移概率不够丰富，处于高血糖状态的糖尿病酮症酸中毒患者未能有效地过渡到低血糖状态，导致智能体没能学习到正确和有效的控制策略。另一方面，如果糖尿病酮症酸中毒患者的初始血糖浓度过高，意味着糖尿病酮症酸中毒患者的生理状态往往会更加恶劣，疾病的危害也就更大，从胰岛素控制血糖而言，其对糖尿病酮症酸中毒患者状态的影响也就没有那么关键。

随后，提取真实的临床医生和智能体 Agent$_2$ 在不同初始状态下的平均胰岛素用量，如图 4-7 所示。

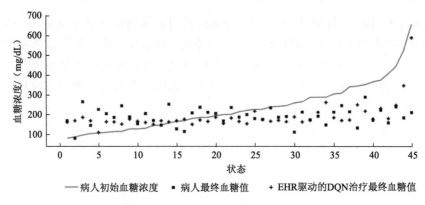

图 4-6　真实的临床医生与智能体的疾病治疗情况

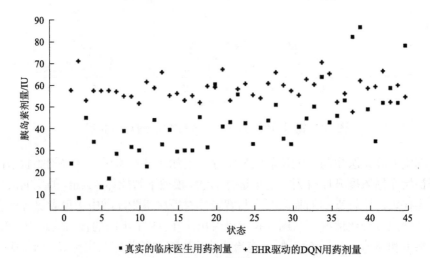

图 4-7　真实的临床医生与智能体的用药情况

从图 4-7 的平均胰岛素用量来看，真实的临床医生的胰岛素用量随着初始血糖状态的增加而增加，但智能体 $Agent_2$ 所学的策略是一种稳定的用药策略，随着糖尿病酮症酸中毒患者的初始状态变化，胰岛素用量的变化不大。结合图 4-6 中的最终疾病治疗效果来看，在最初的前 20 个状态下，智能体 $Agent_2$ 的平均胰岛素用量高于真实的临床医生，糖尿病酮症酸中毒患者的疾病治疗效果也优于真实的临床医生。这一实验结果表明，当糖尿病酮症酸中毒患者的初始血糖浓度较低时，应使用较高剂量的胰岛素以保证持续控制血糖浓度。

简而言之，EHR 驱动的强化学习算法中的智能体，在糖尿病酮症酸中毒患者血糖浓度较低时，采取较高的胰岛素用量，从而取得更好的血糖浓度整体控制效果。这也可以给真实的临床医生提示，在对确诊糖尿病酮症酸中毒的患者进行疾病治疗时，当他们初始血糖浓度较低时，可以采取比常规剂量略高的胰岛素用量对其控制，以达到更好的血糖浓度控制效果，但仍需要根据现实情况和真实临床经验进行判断。

4.4.2　多智能体强化学习实验结果

在入住 ICU 的患者疾病治疗场景中，多位医生合作治疗疾病是很常见的。受此场景的启发，本节把强化学习算法中的单个智能体扩展到多个智能体，以探索获得更好的血糖浓度控制效果。在单智能体的环境下，DQN 模型在前两个智能体强化学习上取得最好的疾病治疗效果。本节利用价值分解的多智能体合作学习算法，进一步研究多智能体合作学习对糖尿病酮症酸中毒患者的血糖浓度控制情况。

将表 4-5 中的四个智能体成对地在 DQN 模型下进行多智能体合作学习，一共会产生六组不同的结果。由于智能体 $Agent_2$ 在单智能体的表现是最好的，与其他智能体合作学习时，均未能好于其单个智能体的表现，这里只展示多智能体合作学习效果好于单智能体强化学习的实验结果。多智能体强化学习共有三组实验，分别为智能体 $Agent_1$ 和 $Agent_3$ 合作、智能体 $Agent_1$ 和 $Agent_4$ 合作、智能体 $Agent_3$ 和 $Agent_4$ 合作，如图 4-8~图 4-10 所示。

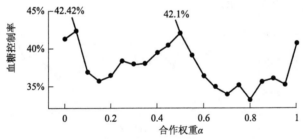

（a）智能体$Agent_1$和$Agent_3$合作治疗疾病的比例

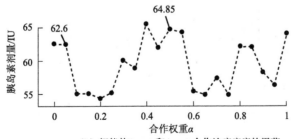

（b）智能体$Agent_1$和$Agent_3$合作治疗疾病的用药

图 4-8　智能体 $Agent_1$ 和 $Agent_3$ 合作治疗疾病的情况

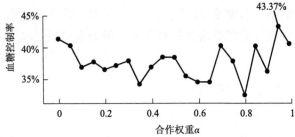

（a）智能体Agent₁和Agent₄合作治疗疾病的比例

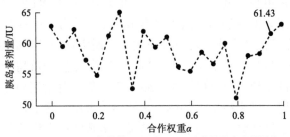

（b）智能体Agent₁和Agent₄合作治疗疾病的用药

图 4-9　智能体 Agent₁ 和 Agent₄ 合作治疗疾病的情况

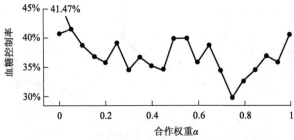

（a）智能体Agent₃和Agent₄合作治疗疾病的比例

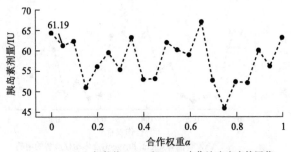

（b）智能体Agent₃和Agent₄合作治疗疾病的用药

图 4-10　智能体 Agent₃ 和 Agent₄ 合作治疗疾病的情况

在图 4-8 的多智能体合作学习实验中，根据合作权重 α 绘制横坐标，其范围从 0 到 1，步长为 0.05，共获得 21 个数据点。当权重 α 等于 0 或 1 时，则回落到单智能体强化学习的情形。图 4-8 中采用实线来绘制每组用药剂量的疾病治疗效果，用虚线来表示平均胰岛素用量。从图 4-8（a）中可以看出，当智能体 $Agent_1$ 和 $Agent_3$ 进行合作学习时，在合作权重 α 等于 0.05 和 0.5 时，成功控制患者血糖浓度的比例分别为 42.42% 和 42.1%，这比智能体 $Agent_1$ 和 $Agent_3$ 单独治疗疾病时的效果要更好。进一步观察智能体对胰岛素的消耗情况，当权重 α 等于 0.05 和 0.5 时，所使用的胰岛素剂量分别为 62.6IU 和 64.85IU，因此仅在 α 等于 0.05 时，不仅多智能体的疾病治疗效果比单智能体好，胰岛素用量也少些。智能体 $Agent_1$ 和 $Agent_3$ 在参数上具有相同的贪婪率，但具有不同的贴现率。这表明，两个智能体 $Agent_1$ 与 $Agent_3$ 的策略具有不同的长期和短期偏好。两个智能体 $Agent_1$ 和 $Agent_3$ 进行合作学习，当 α 等于 0.05 时，即智能体 $Agent_1$ 的权重为 0.05、智能体 $Agent_3$ 的权重为 0.95 时，会取得更好的疾病治疗效果。此时智能体 $Agent_3$ 占主导地位，在智能体 $Agent_1$ 的辅助下，$Agent_3$ 能够获得比自己单独治疗疾病时更好的效果。

类似地，继续分析智能体 $Agent_1$ 和 $Agent_4$ 合作治疗疾病的情况以及智能体 $Agent_3$ 和 $Agent_4$ 合作治疗疾病的情况。图 4-9（a）展示了智能体 $Agent_1$ 和 $Agent_4$ 合作治疗疾病的比例，当智能体 $Agent_1$ 和 $Agent_4$ 的合作权重 α 为 0.95 时，它们合作学习的疾病治疗效果优于单智能体的效果。图 4-9（b）显示了在该比例下胰岛素总用量为 61.43IU，少于单智能体的用药。在其他比例下，并没有取得比单智能体更好的疾病治疗效果。

智能体 $Agent_3$ 和 $Agent_4$ 合作治疗疾病的情况如图 4-10 所示。在图 4-10（a）中，当权重 α 等于 0.05 时，可以取得 41.47% 的疾病治疗成功率，该权重下这两个智能体合作治疗疾病的胰岛素用药总量也略低于单智能体 $Agent_4$ 治疗疾病时的情况。因此，智能体 $Agent_3$ 和 $Agent_4$ 合作治疗疾病是比单智能体更好的疾病治疗策略。

上述实验结果表明，在一定的智能体合作权重下，多智能体合作学习可以取得比单智能体更好的疾病治疗效果，而且胰岛素用药量更少。然而，在智能体的一些合作权重下，单智能体的疾病治疗效果会比多智能体合作学习要好些。这表明，多智能体合作学习的疾病治疗策略不一定总是稳健的。

4.4.3　深度强化学习与疾病治疗策略优化讨论

目前，糖尿病的相关研究是当前社会的一个研究热点[109]，因为糖尿病普遍发生在老年人中，且会增加个人及社会的经济负担。血糖浓度控制不佳而住院的糖尿病酮症酸中毒患者越来越多，这就要求改进现有的住院患者血糖异常管理[110]。随着人工智能的发展，糖尿病的相关研究涉及医学、信息管理、计算机科学、数据科学、管理学等多学科的交叉融合。

把深度强化学习应用于疾病治疗决策的优化是医学、人工智能方法等的有效结合。利用 EHR 数据和强化学习，可以针对患者的不同生理状态连续推荐药物剂量。强化学习方法相比在血糖管理模拟器上的相关研究，更适用于住院期间糖尿病患者的血糖管理，这是因为糖尿病的治疗需要综合考虑糖尿病患者复杂的生理变量及其动态变化的相关信息。

使用 MIMIC 数据进行糖尿病患者的血糖管理的相关研究目前还很少，也没有直接比较和优化疾病治疗结果的相关研究[85,111,112]。多数研究使用 MIMIC 数据对糖尿病患者的疾病进行分类，如区分糖尿病病型[113,114]、预测糖尿病及其并发症的死亡率[115]、在模拟器上模拟对糖尿病患者的日常护理研究[104,116]。进一步对比 EHR 驱动的强化学习与现有研究中使用 MIMIC 数据和强化学习相结合的方法，可以发现，其主要差异体现在强化学习的环境建模过程。不同的强化学习环境可能会导致不同的实验结果。本章研究与现有研究在强化学习环境建模过程中的主要区别如下。

1）状态的设计不同

状态的设计对强化学习环境的构建至关重要。现有相关研究在构建状态时只考虑必要的生理变量，并未考虑主要疾病的因素，这会使得所构建的状态极易受到患者其他疾病的影响。因此，现有研究使得智能体所学策略的适用性受到不同程度的影响[117-119]。

2）奖励函数的设计不同

奖励函数会引导智能体朝着奖励最大化的方向发展。奖励函数的设计不同，往往也会使得实验结果不同。有些研究把奖励函数设定为患者的 90 天死亡率，从而得到降低死亡率的疾病治疗策略[90,115]。然而，在实际应用中，许多疾病的治疗需要持续管理以达到更好的预后。特别是入住 ICU 的患者，他们的生理变化更快，短期的预后是更值得关心的话题。与此同时，在疾病治疗过程中，临床医生不会一直盯着患者是否死亡，而是更加关注患者的核心生理指标的变化。这与本章设计模型的初衷是一致的。

3）状态转移概率矩阵的设计不同

状态转移概率矩阵反映患者状态受到智能体所选动作的影响，MBRL 的设计重点是利用现有的临床医生知识与患者的生理状态，对原有的样本加以利用，提出有效的优化疾病治疗决策的策略，而不是在模拟器上进行模拟实验[120]。

本章首次把多智能体强化学习应用于糖尿病酮症酸中毒患者的治疗决策优化中。目前，多智能体强化学习在游戏、交通、机器控制、制造等领域也得到广泛的应用研究。医疗场景中的多智能体强化学习需要进一步研究。本章设计的线性价值分解方法也处于不断探索的阶段[94,112]。随着人工智能算法的不断发展与逐步成熟，多智能体强化学习将在医疗领域得到更好的广泛应用。

第5章 多智能体并行合作的多疾病连续治疗决策

随着国家对多学科、多医生联合会诊机制的重视,多疾病的会诊模式更有利于对患者的治疗。会诊临床医生通过平等参与、积极协作,形成统一和完善的疾病治疗方案。因此,本章利用多智能体强化学习方法,提出一种多智能体并行合作的多疾病连续治疗决策模型,用来建模平等合作的会诊临床医生协作治疗多疾病的过程。

在多智能体强化学习中,学习模型可以通过多智能体合作学习一个联合动作价值函数来寻找最优策略。因此,联合动作价值函数的表示成为学习模型设计的关键。首先,本章结合临床实践,在现有研究的基础上,提出一种联合动作价值函数的非线性表示方法,把智能体团队的联合动作价值函数表示为各智能体单个动作价值函数的非线性组合,从而弥补传统多智能体强化学习方法在模型泛化方面的不足。其次,根据联合动作价值函数的非线性表示,推导其中的单调性约束条件,以确保智能体个体决策与智能体团队策略的一致性。最后,针对多疾病连续治疗决策问题,设计一个多智能体并行合作强化学习模型,其中智能体之间是并行合作的关系,不存在等级高低或层级的区别。所构建的多智能体强化学习模型利用神经网络来学习联合动作价值函数,实现各智能体在智能体团队合作中的信度自适应,从而可有效地克服多智能体强化学习在学习过程中的信度分配挑战与困难。

5.1 多疾病连续治疗决策问题

为了更直观地了解多疾病连续治疗决策的重要性和迫切性,本节选取糖尿病和糖尿病肾病(diabetic kidney disease,DKD)两种常见的并发疾病作为多疾病案例,后续的数据建模和模型实验都针对这两种疾病展开。

糖尿病是严重威胁人类健康的疾病,日益成为不断扩大的全球健康问题。在中国主要以2型糖尿病为主。糖尿病使患者的身体器官长期处于高血糖状态,并可引发多种并发症。糖尿病肾病作为2型糖尿病微血管病变的典型并发症,严重威胁着患者的生命安全。考虑到中国人患糖尿病的延迟诊断,糖尿病肾病对卫生保健系统构成严重的公共卫生威胁,并可能带来巨大的社会和经济负担。

糖尿病肾病是由糖尿病导致的肾脏病变,现已成为终末期肾病的主要元凶。近年来,糖尿病肾病的患病率和发病率持续提高,其昂贵的疾病治疗费用和不良预后给患者家庭和整个社会带来了巨大的负担。高血糖是糖尿病肾病治疗的最大难点，积极治疗糖尿病、控制血糖浓度是治疗糖尿病肾病患者的重要前提，强化血糖控制可以有效延缓糖尿病肾病的恶化进程。作为多医生会诊的常见病种，糖尿病肾病治疗的最有效方法是进行血液透析，尤其对于 ICU 患者。由于肾功能受到损害，肾脏的排毒能力降低，血液透析治疗在改善患者肾功能的同时，还能够维持患者的代谢平衡，从而降低糖尿病肾病患者的血糖浓度。

在大数据和信息时代，随着人工智能技术的发展和成熟，应用人工智能技术进行辅助诊断与决策已成为一种重要趋势。机器学习、深度学习等在监测患者的疾病状况、辅助临床诊疗决策等方面提供了更有效、更准确的预防和干预措施。机器学习可用于识别导致糖尿病肾病的危险因素，并确定血糖浓度是预测糖尿病肾病的重要前提条件。因此，糖尿病肾病患者治疗的重要目标之一是控制患者的血糖浓度。针对糖尿病肾病的诊疗问题，现有研究主要集中在风险预测和分类诊断方面，对糖尿病肾病患者的治疗策略推荐的相关研究稍显不足。特别地，利用强化学习在时间序贯性方面的优势，解决糖尿病肾病的连续治疗问题的研究非常缺乏。

5.2　多疾病连续治疗的马尔可夫决策建模

临床医疗决策问题具有强时间关联性，临床医生的用药策略与患者的身体状况息息相关。临床医生根据患者当前的病情用药，患者服用药物后病情将会发生新的变化。当前时刻临床医生的用药策略和患者的疾病状况受上一次（时间）病情状态和药物的影响，即患者的病情与上一次的疾病状态、临床医生的用药决策有关。因此，患者的疾病治疗决策过程可以看作一个有限状态的马尔可夫决策过程，其中状态由患者在不同时刻下的身体状态表示，是智能体观察环境状态的基础。在糖尿病肾病的连续治疗中，患者状态包含糖尿病肾病患者在时间窗口内的身体特征，如糖尿病肾病患者的生存情况、人口统计信息、实验室检测结果、微生物测量结果、相关医学指数等。这些特征用于完整表示糖尿病肾病患者在不同时刻的状态。

动作由临床医生在疾病治疗过程中采用的所有药物的不同组合表示，包括药物类型和药物剂量。由于糖尿病肾病的治疗是多疾病的连续治疗决策问题，因此智能体的动作空间由多种治疗药物组成。美国糖尿病协会制定的"糖尿病患者医疗护理标准"中建议使用胰岛素治疗糖尿病患者。临床上，血液透析液包括含有钠、钾、钙、镁、氯、碱基、葡萄糖等的溶液。于是，智能体的动作空间由在时间窗口内使用过的胰岛素和血液透析液的剂量总和组成，包括 8 种不同类型的胰岛素注射液和含葡萄糖、氯化钠、碳酸氢钠、氯化钙、氯化钾等的 34 种不同类型、不同浓度的血液透析液。

　　奖励作为强化学习模型训练的指示信号，需要根据智能体的学习任务进行设计。智能体在每个时间步都与患者进行交互，并根据对患者状态的观察决定是否使用药物及药物的使用剂量，以最大化预期奖励。高血糖是糖尿病肾病患者的主要风险，糖尿病肾病治疗的首要任务是达到最佳的血糖控制。智能体在学习糖尿病肾病患者的用药策略时，糖尿病肾病治疗的最终目标是降低患者的死亡率，但智能体在选择药物剂量的每一步，还需要实现患者血糖浓度的最佳控制。这可以通过设计奖励函数来实现。通过奖励引导智能体学习对糖尿病肾病患者的治疗策略，在 $r(\text{bg})$ 的指导下学习联合用药策略，其中 bg 表示患者的血糖浓度。该奖励函数旨在寻求把糖尿病肾病患者的血糖浓度控制在适当的范围内。根据 2020 年版的《中国 2 型糖尿病防治指南》，正常血糖浓度在 70~110mg/dL。因此，当糖尿病肾病患者死亡时，$r(\text{bg}) = -1$；当糖尿病肾病患者存活时，智能体的奖励可由式（5-1）进行计算：

$$r(\text{bg}) = \frac{1}{1 + e^{70 - \text{bg}}} + \frac{1}{1 + e^{\text{bg} - 110}} - 1, \quad 70 \leqslant \text{bg} \leqslant 110 \tag{5-1}$$

　　只有当糖尿病肾病患者的血糖浓度在可接受的正常范围内，且患者存活时，智能体才会获得最高的奖励；当糖尿病肾病患者的血糖浓度远离理想范围时，智能体无法获得任何奖励；当糖尿病肾病患者死亡时，无论智能体采取何种动作，都只能受到惩罚。糖尿病肾病患者存活时的奖励函数如图 5-1 所示。

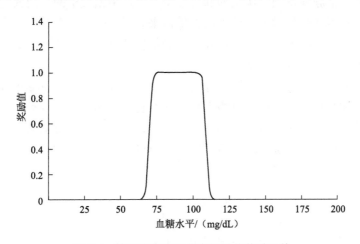

图 5-1　糖尿病肾病患者存活时的奖励函数

　　状态转移概率描述环境的动态特性，表示当前状态在采取动作后如何转移到另一个状态的可能性。在每一个决策时间步 t，临床医生通过观察糖尿病肾病患者当前的状态 $s_t \in S$，根据自身的经验策略 $\pi(a|s)$，选择合适剂量的药物 $a_t \in A$ 供

糖尿病肾病患者使用，随后糖尿病肾病患者状态发生改变，临床医生收到糖尿病肾病患者反馈的奖励（或惩罚）$r_t \in R$。临床医生的目标是选择能够使总贴现奖励最大化的糖尿病肾病治疗药物剂量，降低糖尿病肾病患者死亡率的同时提升糖尿病肾病治疗效果。在多医生会诊的过程中，糖尿病肾病患者状态的转换是所有临床医生采取联合疾病治疗措施共同作用的结果，临床医生获得的团队奖励也取决于联合疾病治疗动作。因此，状态转移概率 p_t 可通过下面的条件概率公式计算得到

$$p_t = P(s_{t+1} \mid s_t, a_t) \tag{5-2}$$

5.3　多智能体联合动作价值的表示方法

5.3.1　联合动作价值的非线性表示

在临床实践中，当患者病情较复杂、涉及不同临床学科时，主治医生无法制订明确的疾病治疗方案。为防止延误疾病治疗而导致患者病情恶化，临床医生会要求相关专业和经验丰富的其他医生共同诊治。对于综合性多病种会诊，一般由诊疗机构根据患者病情安排会诊专家。由于会诊医生的学科背景不同，合作诊疗的关键在于形成统一的疾病治疗方案，然后作用于患者并获得疾病治疗措施带来的效果。临床医生被建模为具有学习能力的智能体，以智能体团队建模会诊医生，通过采取联合措施获得团队决策的联合效用，然后根据反馈的效用改进疾病治疗方案。这一效用在强化学习中使用动作价值来表示。因此，多智能体合作学习的关键在于联合动作价值的表示和计算，并确保各智能体的最佳动作组合和联合动作价值确定的最佳联合动作是一致的。

在多智能体共享奖励函数的情境中，价值分解网络（value-decomposition networks，VDN）[95]提出以简单的求和方式对智能体团队的联合动作价值函数进行分解。这一方法假定多智能体团队的联合动作价值函数是可加的，即把多智能体联合动作价值函数 Q_{joint} 视为 n 个智能体 Agent$_i$（$i = 1, 2, \cdots, n$）的动作价值函数 Q_i 之和，具体可以表示为

$$Q_{\text{joint}}(\boldsymbol{o}_t, \boldsymbol{a}_t) = \sum_{i=1}^{n} Q_i(\boldsymbol{o}_t^i, \boldsymbol{a}_t^i) \tag{5-3}$$

价值分解网络的价值分解方式采用简单的求和处理，侧重学习完全分散的动作价值函数，本质上是对联合动作价值函数的线性近似。当部分智能体对团队贡献较大时，容易造成其他智能体的懒惰行为或搭便车，忽视了智能体之间的相互作用，不能有效激励智能体的学习。

受平均场（mean field）理论的启发，平均场多智能体强化学习[121]的联合动

作价值函数可以表示为所有 n 个智能体 Agent_i $(i=1,2,\cdots,n)$ 的动作价值函数的平均值，即按照下面方式计算得到

$$Q_{\text{joint}}(o_t,a_t)=\frac{1}{n}\sum_{i=1}^{n}Q_i(o_t^i,a_t^i) \tag{5-4}$$

这种表示方式把每个智能体对团队的整体贡献视为同等重要，学习能力较强的智能体对团队的贡献将大打折扣，而学习能力较差的智能体也容易给团队的联合动作价值"拖后腿"，限制较优智能体的学习，高估较差智能体对团队的贡献，容易导致错过最优疾病治疗策略或最优动作。

为此，EHR 驱动的强化学习算法[24]采用线性加权方式对价值分解网络进行改进，以权重 λ_i $(i=1,2,\cdots,n)$ 表示智能体 Agent_i 对智能体团队的贡献，具体可以表示为

$$Q_{\text{joint}}(o_t,a_t)=\sum_{i=1}^{n}\lambda_i Q_i(o_t^i,a_t^i) \tag{5-5}$$

其中，$\sum_{i=1}^{n}\lambda_i=1$，且 $\lambda_i\in[0,1]$。权重可根据临床实践事先确定。

EHR 驱动的强化学习算法成功应用于糖尿病酮症酸中毒患者的血糖控制，并取得良好的效果。联合动作价值函数的这种线性加权方式完全依赖权重，灵活性较差，人为预设的权重在策略学习中难以找到最优解，容易导致计算成本或复杂性增加。

上述联合动作价值函数的表示方式即式（5-5）只能对具有线性关系的价值函数进行分解，函数的拟合能力有限，应用范围具有一定的局限性。同时，各个智能体相互独立，忽略了智能体在学习过程中可以使用的其他额外信息。因此，Rashid 等[112]提出 QMIX 模型，把函数类的约束从线性函数放宽至单调函数，拓展了基于价值分解方法的合作多智能体强化学习模型的应用范围。

考虑到在现实的疾病治疗中，很多动作价值函数之间的关系都不是线性的，尤其是在多医生会诊中，不同临床医生根据自己的专业知识和经验进行决策，形成团队的整体决策方案。临床医生个体决策的疾病治疗效用和会诊医生团队决策的疾病治疗效用无法准确采用线性加权方式进行表示，而非线性的表示方法可以拟合绝大部分临床医生个体动作价值函数之间的关系。因此，本章利用 EHR 驱动的强化学习算法，并结合 QMIX 模型，提出非线性多智能体的多疾病决策（non-linear multi-agent multi-disease decision-making，NL-M2D）模型，实现多智能体对多疾病合作治疗的联合决策效用的非线性表示，引导多智能体学习到有效的疾病治疗药物剂量组合。

NL-M2D 模型把智能体团队的联合动作价值函数 Q_{joint} 表示为所有 n 个智能体 Agent_i 个体的动作价值函数 Q_i 的非线性组合，即

$$Q_{\text{joint}}(o_t, a_t) = f(Q_1(o_t^1, a_t^1), Q_2(o_t^2, a_t^2), \cdots, Q_n(o_t^n, a_t^n)) \quad (5\text{-}6)$$

其中，f 为一个非线性函数，用于计算多智能体的联合动作价值函数。函数 f 可以参数化为一个神经网络，可实现非线性表征，从而学习逼近多智能体的联合动作价值函数。

NL-M2D 模型通过学习非线性的联合动作价值函数 Q_{joint}，并根据 Q_{joint} 可以计算得到智能体团队的疾病治疗策略，通过把智能体团队的疾病治疗方案作用于患者来治疗糖尿病肾病。换句话说，NL-M2D 模型在强化学习过程中，利用非线性表示的联合动作价值函数 Q_{joint} 进行学习训练；在进行疾病治疗决策时，每个智能体根据各自的动作价值函数 Q_i 分别进行疾病治疗决策。

5.3.2 联合动作价值表示的单调性约束

多智能体强化学习中的各智能体根据联合动作价值进行学习，在 5.3.1 节中已提出采用非线性方式表示多智能体的联合动作价值函数，本节需要解决的问题是：如何确保根据非线性方式表示的联合动作价值函数得到的联合策略与根据智能体个体动作价值函数得到的个体策略的一致性。

智能体 Agent_i（$i = 1, 2, \cdots, n$）以 ε 贪婪策略通过选择动作 $a_t^{*i} \in A_i$ 最大化其动作价值函数，即

$$a_t^{*i} = \underset{a_t^i \in A_i}{\text{argmax}}\left\{Q_i\left(o_t^i, a_t^i\right)\right\}, \quad i = 1, 2, \cdots, n \quad (5\text{-}7)$$

NL-M2D 模型作为一种集中训练、分散执行式的合作多智能体强化学习模型，通过将由各智能体 Agent_i（$i = 1, 2, \cdots, n$）的独立动作 $a_t^i \in A_i$ 组成的联合动作 $a_t \in A$ 与环境进行交互，最佳联合动作可以表示为智能体个体动作的组合，即

$$a_t^* = \left(a_t^{*1}, a_t^{*2}, \cdots, a_t^{*n}\right) = \underset{a_t \in A}{\text{argmax}}\left\{Q_{\text{joint}}\left(o_t, a_t\right)\right\} \quad (5\text{-}8)$$

为了保证在各智能体 Agent_i（$i = 1, 2, \cdots, n$）的个体动作价值函数 Q_i 上获得的最佳动作组合与在联合动作价值函数 Q_{joint} 上获得的最佳动作是一致的，即智能体个体的最优解组合就是智能体团队的最优解，需要满足下面的一致性条件：

$$\underset{a_t \in A}{\text{argmax}}\left\{Q_{\text{joint}}\left(o_t, a_t\right)\right\} = \left(\underset{a_t^1 \in A_1}{\text{argmax}}\left\{Q_1\left(o_t^1, a_t^1\right)\right\}, \underset{a_t^2 \in A_2}{\text{argmax}}\left\{Q_2\left(o_t^2, a_t^2\right)\right\}, \cdots, \underset{a_t^n \in A_n}{\text{argmax}}\left\{Q_n\left(o_t^n, a_t^n\right)\right\}\right)$$

$$(5\text{-}9)$$

对于联合动作价值函数 Q_{joint}，在满足下面条件时，

$$\underset{a_t \in A}{\text{argmax}}\left\{Q_{\text{joint}}\left(o_t, a_t\right)\right\} = \left\{a_t \middle| Q_{\text{joint}}\left(o_t, \hat{a}_t\right) \leqslant Q_{\text{joint}}\left(o_t, a_t\right), \hat{a}_t \in A\right\} \quad (5\text{-}10)$$

求解最优联合动作 $\underset{a_t \in A}{\text{argmax}}\left\{Q_{\text{joint}}\left(o_t, a_t\right)\right\}$ 可以转化为求解联合动作价值函数的最

大值 $\max\limits_{a_t \in A}\left\{Q_{\text{joint}}\left(o_t, a_t\right)\right\}$。同理，求解 $\underset{a_t^i \in A_i}{\text{argmax}}\left\{Q_i\left(o_t^i, a_t^i\right)\right\}$ 也可以转化为求解 $\max\limits_{a_t^i \in A_i}\left\{Q_i\left(o_t^i, a_t^i\right)\right\}$。

于是，由式（5-6）可得

$$\max_{a_t \in A}\left\{Q_{\text{joint}}\left(o_t, a_t\right)\right\} = \max_{\left(a_t^1, a_t^2, \cdots, a_t^n\right)}\left\{f\left(Q_1\left(o_t^1, a_t^1\right), Q_2\left(o_t^2, a_t^2\right), \cdots, Q_n\left(o_t^n, a_t^n\right)\right)\right\} \tag{5-11}$$

由此可知，要想满足式（5-11），则需要满足下面不等式：

$$\begin{aligned}
&f\left(Q_1\left(o_t^1, a_t^1\right), Q_2\left(o_t^2, a_t^2\right), \cdots, Q_n\left(o_t^n, a_t^n\right)\right) \\
&\leqslant f\left(\max_{a_t^1 \in A_1}\left\{Q_1\left(o_t^1, a_t^1\right)\right\}, Q_2\left(o_t^2, a_t^2\right), \cdots, Q_n\left(o_t^n, a_t^n\right)\right) \\
&\leqslant f\left(\max_{a_t^1 \in A_1}\left\{Q_1\left(o_t^1, a_t^1\right)\right\}, \max_{a_t^2 \in A_2}\left\{Q_2\left(o_t^2, a_t^2\right)\right\}, \cdots, Q_n\left(o_t^n, a_t^n\right)\right) \\
&\leqslant \cdots \leqslant f\left(\max_{a_t^1 \in A_1}\left\{Q_1\left(o_t^1, a_t^1\right)\right\}, \max_{a_t^2 \in A_2}\left\{Q_2\left(o_t^2, a_t^2\right)\right\}, \cdots, \max_{a_t^n \in A_n}\left\{Q_n\left(o_t^n, a_t^n\right)\right\}\right)
\end{aligned} \tag{5-12}$$

为了满足式（5-12），f 应该是一个单调不减的非线性函数，即智能体个体的动作价值函数与智能体团队的联合动作价值函数需要满足下面的"单调性"条件：

$$\frac{\partial Q_{\text{joint}}\left(o_t, a_t\right)}{\partial Q_i\left(o_t^i, a_t^i\right)} \geqslant 0, \quad i = 1, 2, \cdots, n \tag{5-13}$$

单调性条件的约束也隐含各智能体个体的动作价值函数的潜在大小排序，即任意智能体的动作价值函数都不大于其他所有智能体动作价值函数之和，即

$$Q_i\left(o_t^i, a_t^i\right) \leqslant \sum_{i=1}^{n} Q_{-i}\left(o_t^{-i}, a_t^{-i}\right), \quad i = 1, 2, \cdots, n \tag{5-14}$$

单调性条件的约束在现实中是合理的，因为智能体团队合作决策的联合效用不小于智能体个体独立决策的效用之和，这也是合作决策的意义所在。于是，NL-M2D 模型既不用对智能体团队的联合动作价值函数进行完全分解，也不用对智能体个体的动作价值函数进行线性加权，克服了智能体团队的联合动作价值函数对智能体个体动作价值函数权重的依赖。NL-M2D 模型通过把智能体团队的联合动作价值函数分解放宽至单调不减的函数中，可以更丰富地表示智能体团队的联合动作价值函数，同时也确保智能体个体最优策略与智能体团队最优策略的一致性，使得联合动作价值函数的表示更符合临床实践中会诊医生团队决策效用与临床医生个体决策效用之间的非线性关系。

5.4　多智能体并行合作的多疾病连续治疗决策模型

5.4.1　多智能体并行合作的多疾病连续治疗决策模型结构

在多疾病用药决策问题中，由于患者病情的复杂性，通过多医生会诊形成完善的疾病治疗方案在临床医疗实践中是常见的。考虑到两个临床医生需要对糖尿病肾病患者的疾病治疗方案进行决策，临床医生的临床经验各不相同，对于患者的病情也有各自的见解，他们需要通过合作达成共识，形成统一的用药策略。因此，临床医生可以看作建模在马尔可夫博弈框架下的智能体，以强化学习训练智能体之间的相互合作，形成智能体团队的统一用药方案。由于临床医生的专业背景知识不同，对患者的情况达不到绝对的全方位掌握，因此医疗环境将被建模为部分可观察马尔可夫决策过程，智能体对患者的状态是部分可观察的，每个智能体的观察只是患者整体状态的一部分。为了避免部分可观察马尔可夫决策过程造成模型策略的局限性，NL-M2D 模型引入额外的全局状态信息嵌入模型训练中，保证疾病治疗策略的完整性和稳定性。

为叙述简洁方便，以两个智能体 $\text{Agent}_i(i=1,2)$ 为例，NL-M2D 模型由智能体网络、联合网络和参数生成网络三部分组成，如图 5-2 所示。智能体网络根据智能体 $\text{Agent}_i(i=1,2)$ 对患者当前疾病情况的观察向量 $o_t^i \in O_i$，计算智能体 Agent_i 的动作价值，并输出已选定动作对应的价值 Q_i。联合网络根据两个智能体 $\text{Agent}_i(i=1,2)$ 输出的 Q_i，计算它们的联合动作价值 Q_{joint}，并据此决定对患者如何用药。参数生成网络用于确保智能体个体和智能体团队策略的一致性。具体来说，在 NL-M2D 模型对患者用药推荐中，各个智能体根据自身的策略，选择合适剂量的药物，当患者使用该药物后会产生相应的反应时，如病情好转或恶化，这样的反应会影响患者疾病状态的变化，新的病情将作为 NL-M2D 模型接收到的下一个状态，此时 NL-M2D 模型收到疾病治疗措施产生的效用反馈，用来指导 NL-M2D 模型进行智能体的策略学习。

一般地，针对多智能体的 NL-M2D 模型，在 NL-M2D 模型学习过程中，智能体网络根据智能体 $\text{Agent}_i(i=1,2,\cdots,n)$ 对患者状态的观察向量 $o_t^i \in O_i$，计算不同动作下的动作价值，并根据贪婪策略，选择不同剂量的药物 $a_t^i \in A_i$，将该动作下的动作价值 $Q_i(o_t^i, a_t^i)$ 传递至联合网络。联合网络接收来自智能体 Agent_i 的动作价值 Q_i 作为输入，结合患者的全局状态 $s_t \in S$，计算联合动作价值函数 Q_{joint}，据此求解得到联合用药动作 $a_t \in A$，并把药物（动作）作用于患者。然后患者的状

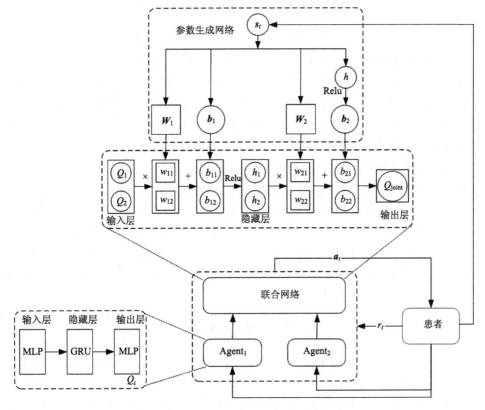

图 5-2　NL-M2D 模型结构图

态从 s_t 转移至状态 s_{t+1}，NL-M2D 模型根据状态 s_{t+1} 可获得奖励 $r_t \in R$，以此来指导智能体的策略更新。NL-M2D 模型的任务是根据患者的临床序列诊断数据、学习疾病治疗策略 $\pi(a|o)$，并根据策略 $\pi(a|o)$ 推断出最优疾病治疗策略 $\pi^*(a|o)$。对于患者出现的任何状态，NL-M2D 模型都可以选择最大化未来累计贴现奖励的药物剂量，从而为患者的疾病治疗给出个性化的建议。当患者顺利出院或病情恶化至死亡时，NL-M2D 模型将结束本轮学习，开始新一轮的训练。

智能体 Agent_i 采用具有相同架构的神经网络进行建模，输入层为全连接的 MLP 网络，用于接收在 t 时刻对患者状态的局部观察 o_i^t 作为输入，并提取观察中的特征。隐藏层的 GRU 网络用于处理部分可观察马尔可夫决策过程，通过总结整个历史观察向量来捕获更完整的观察序列[122]，识别长时间序列数据中的潜在变量，GRU 对于观察的变化具有更强的适用性。输出层为全连接的 MLP 网络，负责把隐藏层的输出映射为智能体的动作价值 Q_i。智能体网络用于估计当前观察下每个治疗动作的价值，由于各智能体的观察不同，各自的动作价值也不尽相同。

为了实现 5.3.1 节中的联合动作价值函数的非线性表示，Q_joint 由联合网络进行计算。联合网络作为联合动作价值 Q_{joint} 的函数逼近器，用于实现各智能体 Agent$_i$（$i=1,2,\cdots,n$）的动作价值 Q_i 的非线性表示。联合网络用于处理各智能体动作价值函数 Q_i 的非线性组合，采用具有一层隐藏层的 MLP 进行建模，实现联合动作价值的计算。该网络各层之间以全连接方式相连，接收智能体网络的输出 $(Q_1,Q_2,\cdots,Q_n)$ 作为输入，输出联合动作价值。联合动作价值函数的非线性表示通过隐藏层来实现，当输入层接收到各智能体个体的动作价值 Q_i 后，将对其进行线性加权处理，由 Relu 函数激活后，输出联合动作价值 $Q_{joint}(o_t,a_t)$。

为了实现 5.3.2 节中 NL-M2D 模型单调性条件的约束，减少 NL-M2D 模型需要学习的参数量，联合网络的权重由参数生成网络[123]产生。参数生成网络可以在序列建模任务中为联合网络生成一组非共享权重。它仅由一层单独的线性层组成，在每一个时间步接收患者的全局状态 s_t，该状态包含关于联合网络权重的信息，然后对状态 s_t 执行一个线性变换，并通过绝对值函数激活后，输出嵌入向量 W_j 作为联合网络的权重，从而确保联合网络权重的非负性。W_j 是联合网络第 j 层的权重向量，可以按照下面方式计算得到

$$W_j = \left| \hat{w}_j s_t + \hat{b}_j \right| \tag{5-15}$$

其中，$\hat{w}_j$ 为参数生成网络第 j 层的 $n \times m$ 的权重矩阵；$\hat{b}_j$ 为参数生成网络第 j 层的 n 维偏置向量。这里的 n 是智能体的个数；m 是状态向量 s_t 的维度。

NL-M2D 模型并不限制联合网络的偏置向量 b_j 的非负性，b_j 仍然由参数生成网络产生，但不需要经过绝对值函数的计算，而是直接传递给联合网络的隐藏层使用。但在输出最终的联合动作价值 Q_{joint} 前，联合网络最后一层的偏置向量由参数生成网络产生，并经过 Relu 函数进行激活后输出，以保证 NL-M2D 模型的整体单调性不受影响。因此，联合网络的第一层、第二层的偏置向量 b_1 和 b_2，可以分别按照下面方式计算得到

$$b_1 = \hat{w}_1 s_t + \hat{b}_1 \tag{5-16}$$

$$b_2 = \text{Relu}(\hat{w}_2 s_t + \hat{b}_2) \tag{5-17}$$

其中，$\hat{w}_1$ 和 $\hat{w}_2$ 分别为参数生成网络的第一层、第二层对应的权重矩阵；$\hat{b}_1$ 和 $\hat{b}_2$ 为参数生成网络的第一层、第二层对应的偏置向量。参数生成网络利用智能体观察之外的全局状态为联合网络的权重提供额外信息，保证智能体团队联合策略与智能体个体策略的一致性。

因此，在 NL-M2D 模型中，智能体个体负责做出各自用药决策，联合网络负责计算基于智能体个体决策效用的非线性联合疾病治疗效用，用于优化连续治疗用药策略。参数生成网络则确保智能体个体决策的动作组合与基于联合网络的联

合动作的一致性，同时以全局状态向量嵌入的方式提升智能体团队联合策略的完善性。

5.4.2 多智能体并行合作的多疾病连续治疗决策目标优化

NL-M2D 模型采用 ε 贪婪策略进行决策，以 ε 的概率选择使联合动作价值函数最大的动作，而以 $1-\varepsilon$ 的概率随机选择动作。NL-M2D 模型在神经网络的反向传播时，通过经验回放的方式更新网络参数。NL-M2D 模型不对智能体的动作价值函数进行更新，而是更新带参数向量 $\boldsymbol{\theta}$ 的联合动作价值函数。NL-M2D 模型的目标网络 $Q'_{\text{joint}}(\boldsymbol{o},\boldsymbol{a},\boldsymbol{\theta}')$ 通过周期性复制历史的动作价值 $Q_{\text{joint}}(\boldsymbol{o},\boldsymbol{a},\boldsymbol{\theta})$ 而来，然后使用 DQN 模型，按照下面两个递推方程，最小化均方误差损失函数 $L(\boldsymbol{\theta})$，即

$$Q'_{\text{joint}}(\boldsymbol{o},\boldsymbol{a},\boldsymbol{\theta}') = E_{\boldsymbol{o}'\in O}\left[r + \gamma \max_{\boldsymbol{a}'\in A}\left\{Q_{\text{joint}}(\boldsymbol{o}',\boldsymbol{a}',\boldsymbol{\theta}')\right\}|\boldsymbol{o},\boldsymbol{a}\right] \tag{5-18}$$

$$L(\boldsymbol{\theta}) = E_{(\boldsymbol{o},\boldsymbol{a},r,\boldsymbol{o}')\sim D}\left[Q'_{\text{joint}}(\boldsymbol{o},\boldsymbol{a},\boldsymbol{\theta}') - Q_{\text{joint}}(\boldsymbol{o},\boldsymbol{a},\boldsymbol{\theta})\right]^2 \tag{5-19}$$

其中，$\boldsymbol{\theta}'$ 为联合网络上一次迭代的参数向量。在最小化均方误差损失函数 $L(\boldsymbol{\theta})$ 时，参数 $\boldsymbol{\theta}'$ 将保持固定不变。经验池 D 中存放 NL-M2D 模型在历史训练中产生的经验元组 $\langle s,a,r,s',d,\text{info}\rangle$，其中 d 为一个布尔型参数。若患者出院或死亡，则 $d=1$，否则 $d=0$；info 中包含环境反馈给 NL-M2D 模型的其他信息，如患者的生存情况、血糖浓度等。

NL-M2D 模型采用 TD 方法进行学习，在训练的每一步都更新一次网络参数。为了提高 NL-M2D 模型的稳定性和收敛性，目标网络在参数 $\boldsymbol{\theta}$ 更新为 $\boldsymbol{\theta}'$ 之前进行多次训练和迭代。NL-M2D 模型学习的目标是使均方误差损失函数最小化，因此采用 SGD 算法更新网络参数，梯度可以按照下面方式计算得到

$$\nabla_{\boldsymbol{\theta}}L(\boldsymbol{\theta}) = E_{\boldsymbol{s},\boldsymbol{a}\sim\pi(\boldsymbol{a}|\boldsymbol{o});\boldsymbol{s}'\in S}\left[\left(r + \gamma \max_{\boldsymbol{a}'\in A}\left\{Q_{\text{joint}}(\boldsymbol{o},\boldsymbol{a},\boldsymbol{\theta}')\right\} - Q_{\text{joint}}(\boldsymbol{o},\boldsymbol{a},\boldsymbol{\theta})\right)\nabla_{\boldsymbol{\theta}}Q_{\text{joint}}(\boldsymbol{o},\boldsymbol{a},\boldsymbol{\theta})\right]$$

$$\tag{5-20}$$

由式（5-20）可知，NL-M2D 模型利用联合动作价值函数，计算得到均方误差损失函数，并进行策略更新和学习，而联合动作价值函数是各智能体的动作价值函数的非线性组合。因此，NL-M2D 模型本质上实现了各智能体对智能体团队决策效用的贡献值分配。贡献值由联合网络进行计算，因此各智能体的信度分配也是非线性的，从而联合网络实现对各智能体信度分配的自适应。

5.5　多智能体并行合作的多疾病连续治疗决策模型实验设计

5.5.1　数据获取和预处理

1. 数据获取

1）数据来源

实验数据来自 MIMIC-Ⅳ[124]。MIMIC-Ⅳ根据数据使用协议向世界各地的研究人员提供这些临床数据。该协议要求数据使用者需要充分保护数据集，不试图重新识别患者，不共享数据。研究人员需要完成美国国立卫生研究院基于网络的"保护人类研究参与者"的培训课程，并通过合作机构培训倡议（collaborative institutional training initiative，CITI）中的伦理学考试。CITI 考试内容包括人类受试者的隐私和保密、评估风险、涉及人类受试者的研究中的利益冲突等多个方面。PhysioNet[125]提供对 MIMIC-Ⅳ的访问及数据集的相关说明、访问和获取链接 https://mimic.mit.edu。

2）提取研究对象

ICD 是按照疾病特征有规则地进行分类，并由编码统一标识，一般由世界卫生组织统一发布。如今全世界通用的是第十次修订本《疾病和有关健康问题的国际统计分类》，也是最新的疾病分类编码标准，即 ICD-10。在 MIMIC-Ⅳ数据库中，ICD 编码会在患者出院时根据诊疗记录进行分配。由于 MIMIC-Ⅳ数据库中的信息时间跨度大、覆盖的医疗系统多，存在 ICD-9 和 ICD-10 混合使用的情况。为了避免数据的歧义，统一使用 ICD-10 代码作为疾病数据筛选的索引。

本章关注糖尿病患者及其肾病的连续治疗与用药问题，实验群体是患有 2 型糖尿病并伴有糖尿病肾病并发症的患者。目标患者队列的筛选流程如图 5-3 所示。实验的目标对象选取最后一次入住 ICU 的患者，因为最后一次入住 ICU 的数据与患者的最终生存结果直接相关。为了确保数据的时间序列可用，排除入住 ICU 停留时间不大于 72 小时和年龄不大于 18 岁的患者，足够长的时间序列长度有助于训练模型。按照标准逐一筛选患者队列，实验数据最终包含 689 个患有 2 型糖尿病并伴有糖尿病肾病的患者。

2 型糖尿病并伴有糖尿病肾病的患者基本信息如表 5-1 所示。总体而言，最终治愈的 2 型糖尿病并伴有糖尿病肾病的患者远远多于死亡患者，2 型糖尿病并伴有糖尿病肾病的患者年龄普遍偏高，且以男性居多。入住 ICU 的 2 型糖尿病并伴有糖尿病肾病的患者平均年龄较大，而且死亡患者的年龄高于生存患者。从表 5-1 中可以看出，在所有的实验患者中，2 型糖尿病并伴有糖尿病肾病的患者重复入住 ICU 的比例较高，高达 31.35%。

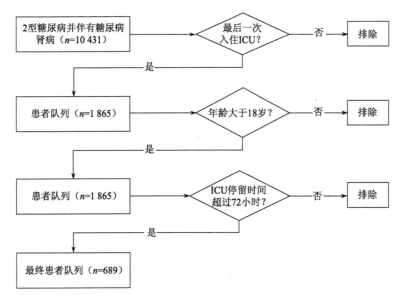

图 5-3　2 型糖尿病并伴有糖尿病肾病患者队列提取流程图

表 5-1　2 型糖尿病并伴有糖尿病肾病的患者基本信息

患者	人数/个	平均年龄/岁	男性占比/%	ICU 再入住率/%
生存患者	536	71.65	62.50	33.21
死亡患者	153	73.80	60.13	24.84
总体	689	72.13	61.97	31.35

3）提取状态变量

2 型糖尿病并伴有糖尿病肾病患者的个体特征以时间段内的各项指标表示，以患者为中心进行时间尺度计量，并使用 SQL 实现这种患者表征。对于 2 型糖尿病并伴有糖尿病肾病患者每次入住 ICU，只保留患者进入 ICU 前 6 小时和进入 ICU 后 72 小时之内的检查数据，用于描述患者的身体情况，因为进入 ICU 前 6 小时的数据描述患者病情的危急性。为了保证数据具有时间序列的特性，需要按照时间粒度对数据进行汇集。时间粒度的划分对于数据质量有着较大的影响，时间粒度过粗可能导致多条记录被合并而丢失部分信息，而时间粒度过细可能导致患者因在该时间窗口内无检查记录而出现数据缺失严重的现象。因此，2 型糖尿病并伴有糖尿病肾病患者的身体指标变量被汇集在 6 小时的时间窗口内，并排除缺失率超过 90% 的变量，最终每位 2 型糖尿病并伴有糖尿病肾病患者包含 13 个序贯的历史治疗轨迹，一共有 8957 条可用的数据记录。提取的状态变量如表 5-2 所示，共 42 个变量用于描述 2 型糖尿病并伴有糖尿病肾病患者状态。

表 5-2　2 型糖尿病并伴有糖尿病肾病患者状态变量表

变量类别	变量名称	数据类型
人口统计信息	年龄	数值型
	体重	数值型
	性别	字符型
	是否再入住 ICU	布尔型
	是否入住 ICU 期间死亡	布尔型
临床医学指数	查尔森系数	数值型
	氧合指数	数值型
	格拉斯哥昏迷指数	数值型
生命体征指标	心率	数值型
	呼吸率	数值型
	收缩压（SBP）	数值型
	平均血压（MBP）	数值型
	舒张压（DBP）	数值型
	体温	数值型
	血氧饱和度（SO_2）	数值型
实验室测量值	酸碱值（pH）	数值型
	动脉血氧分压（PaO_2）	数值型
	二氧化碳分压（PCO_2）	数值型
	红细胞压积	数值型
	碱剩余	数值型
	血红蛋白（HGB）	数值型
	血小板计数	数值型
	白细胞计数	数值型
	阴离子间隙	数值型
	碳酸氢盐	数值型
	血尿素氮（bun）	数值型
	钙	数值型
	氯化物	数值型
	肌酐（Cr）	数值型
	血糖	数值型
	钠	数值型
	钾	数值型
	国际标准化比值（inr）	数值型
	凝血酶原时间（pt）	数值型
	部分凝血活酶时间（ptt）	数值型
	丙氨酸氨基转移酶（alt）	数值型

续表

变量类别	变量名称	数据类型
实验室测量值	碱性磷酸酶（alp）	数值型
	天冬氨酸转氨酶（ast）	数值型
	白细胞（wbc）	数值型
	总胆红素（TBil）	数值型
体液进出量	尿液量	数值型
通气设置	是否机械通气	布尔型

2. 数据预处理

1）数据清洗

本节采用箱型图对数据集进行异常值检测，把异常值处理成空值。于是，可以得到部分变量的异常值分布情况，如图 5-4 所示。

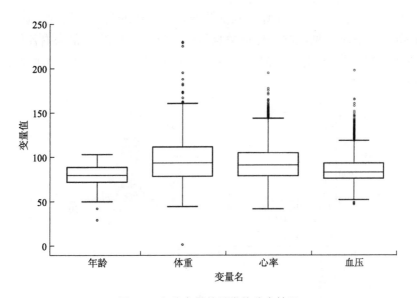

图 5-4　部分变量的异常值分布情况

由于诊测需要、隐私保护、数据可获得成本等因素，2 型糖尿病并伴有糖尿病肾病患者诊疗数据在某些属性上是未知的，并且在 6 小时的时间窗口内，部分患者没有用药或检查记录，因此数据中存在部分缺失值。为了充分利用数据信息，减少缺失数据对 NL-M2D 模型结果的影响，需要对缺失数据进行填充。在数据预处理中，没有数据缺失的变量称为完全变量，而数据有缺失的变量称为不完全变量。本节以完全变量作为特征矩阵，把不完全变量中的未缺失数据作为训练样本，缺失数据作为测试样本，把缺失值视为自身变量的类别，采用 RF 预测缺失样本标签，确保数据的完整性和可用性。

　2）数据归一化

　　数据归一化是指把不同维度、不同单位的数据缩放到特定的区间，便于把不同量纲的数据进行统一处理。对数据进行归一化处理有利于提高不同维度、不同单位的数据之间的可比性，弱化某些变量的极值对 NL-M2D 模型的影响，从而提高 NL-M2D 模型的精度。为此，采用 Z-score（Z 分数）方法对数据进行归一化，这有助于提高 NL-M2D 模型求解最优解的速度。Z-score 方法对数据做如下归一化计算：

$$z = \frac{x - \mu}{\sigma} \tag{5-21}$$

其中，x 为样本数据的特征值；μ 为样本数据特征值的均值；σ 为样本数据特征值的标准差；z 为样本数据特征值归一化取值。

　　利用式（5-21），可以计算得到部分变量归一化取值分布情况，如图 5-5、图 5-6 所示。由此可见，归一化前数据量纲不同，取值的分布范围各异，而归一化后的数据消除不同变量之间的量纲差异，保持原数据中变量不同取值的分布状态。

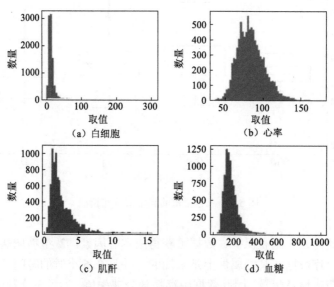

图 5-5　归一化前的数据分布

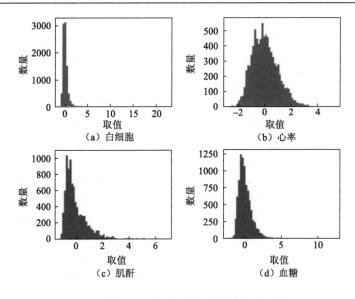

图 5-6　归一化后的数据分布

5.5.2　强化学习的数据建模

1）状态降维

状态空间是由患者在不同时刻下的身体状态组成的集合，是智能体观察环境状态的基础。合理选择重要特征有利于降低 NL-M2D 模型学习难度。本节采用Pearson（皮尔逊）相关系数进行特征选择，并对变量进行显著性检验。根据表 5-3的检验结果，选取与 2 型糖尿病并伴有糖尿病肾病患者死亡率显著相关的 33 个状态变量。

表 5-3　患者特征指标检验结果

特征指标	所有样本	生存患者	死亡患者	Pearson 相关系数	p 值
年龄/岁	72.13（±10.75）	71.65（±10.87）	73.80（±10.14）	0.083	<0.001
再入住 ICU 的患者数量/个	216（31.35%）	178（33.21%）	38（24.84%）	−0.075	<0.001
体重/kg	87.91（±23.92）	88.97（±24.35）	84.18（±21.95）	−0.083	<0.001
查尔森系数	10.45（±2.00）	10.32（±1.99）	10.87（±1.99）	0.113	<0.001
HGB/（g/dL）	9.18（±1.86）	9.21（±1.89）	9.07（±1.74）	−0.033	<0.01
wbc/（k/μL）	13.67（±14.05）	13.54（±15.35）	14.07（±8.78）	0.027	<0.05
碳酸氢盐/（mEq/L）	22.10（±4.80）	22.30（±4.60）	21.51（±5.31）	−0.085	<0.001
bun/（mg/dL）	47.35（±28.22）	45.50（±27.38）	53.07（±29.95）	0.134	<0.001

续表

特征指标	所有样本	生存患者	死亡患者	Pearson 相关系数	p 值
钙/（mg/dL）	8.50（±0.81）	8.47（±0.77）	8.57（±0.93）	0.034	<0.01
Cr/（mg/dL）	2.76（±1.91）	2.71（±1.91）	2.91（±1.88）	0.035	<0.01
血糖/（mg/dL）	172.78（±81.04）	170.87（±80.01）	178.53（±83.88）	0.051	<0.001
钠/（mEq/L）	138.37（±6.34）	138.22（±6.22）	138.82（±6.67）	0.034	<0.01
钾/（mEq/L）	4.43（±0.73）	4.42（±0.73）	4.44（±0.75）	0.031	<0.01
inr	1.69（±1.11）	1.56（±0.85）	2.07（±1.58）	0.197	<0.001
pt/s	18.51（±12.66）	16.94（±9.29）	22.93（±18.50）	0.200	<0.001
ptt/s	45.26（±27.59）	43.05（±26.32）	51.55（±30.06）	0.150	<0.001
alt/（IU/L）	206.17（±573.89）	171.88（±517.12）	280.80（±675.98）	0.109	<0.001
alp/（IU/L）	142.22（±182.19）	134.15（±171.36）	160.06（±203.19）	0.085	<0.001
ast/（IU/L）	333.57（±1078.92）	264.39（±940.98）	485.22（±1320.88）	0.121	<0.001
TBil/（mg/dL）	1.32（±2.26）	1.16（±2.26）	1.69（±2.22）	0.135	<0.001
心率/（次/分）	83.93（±17.56）	83.00（±17.10）	87.17（±18.70）	0.101	<0.001
呼吸率/（次/分）	19.54（±4.29）	19.37（±4.20）	20.10（±4.54）	0.071	<0.001
SBP/mmHg	119.65（±20.38）	120.97（±20.17）	115.03（±20.44）	−0.128	<0.001
MBP/mmHg	77.23（±12.68）	78.02（±12.92）	74.50（±11.40）	−0.120	<0.001
DBP/mmHg	60.07（±12.56）	60.90（±12.90）	57.17（±10.77）	−0.129	<0.001
体温/℃	36.89（±0.52）	36.89（±0.49）	36.86（±0.61）	−0.027	<0.01
SO_2/%	96.73（±2.41）	96.66（±2.36）	96.99（±2.53）	0.059	<0.001
格拉斯哥昏迷指数	14.36（±1.55）	14.38（±1.51）	14.31（±1.66）	−0.030	<0.01
pH	7.36（±0.08）	7.36（±0.08）	7.35（±0.09）	−0.039	<0.001
PaO_2/mmHg	98.53（±70.13）	100.83（±74.15）	93.03（±59.13）	−0.091	<0.001
PCO_2/mmHg	42.59（±10.95）	42.94（±11.06）	41.76（±10.64）	−0.028	<0.01
碱剩余/（mEq/L）	−1.66（±4.99）	−1.38（±4.74）	−2.33（±5.48）	−0.062	<0.001
尿液量/mL	436.13（±392.97）	466.05（±403.32）	328.03（±331.36）	−0.167	<0.001

注：括号内的数据除了"再入住 ICU 的患者数量"一行为 ICU 再入住率外，其余均为方差

  为了消除特征之间的共线性（如收缩压、舒张压与平均血压之间），本节利用主成分分析方法，把高维度的数据线性映射到二维状态空间，在保留尽可能多的原始信息的同时，降低冗余信息对 NL-M2D 模型结果造成的误差。

  当状态空间的表示不够丰富时，智能体在采取动作后无法进行状态转移，但过多的状态容易导致状态转移概率矩阵的稀疏性，不利于 NL-M2D 模型训练。聚类方法可以对相似状态采取统一表示。轮廓系数法有助于确定最佳的聚类数量，可以按照下面方式计算得到轮廓系数：

$$s(i) = \frac{b(i) - a(i)}{\max\{a(i), b(i)\}} \qquad (5\text{-}22)$$

其中，$s(i) \in [-1, 1]$ 为样本 i 的轮廓系数；$a(i)$ 为样本 i 的类内相似度；$b(i)$ 为样本 i 类间相似度。

利用式（5-22），可以计算得到不同聚类数量下的平均轮廓系数，如图 5-7 所示。轮廓系数越大，表示类内样本点之间越紧凑；类间样本点之间越分离，则聚类效果越好。从图 5-7 中可以看出，当聚类数量为 200 个时，数据样本点的平均轮廓系数最大。因此，最佳聚类数量确定为 200 个。

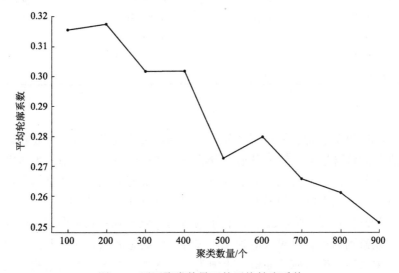

图 5-7 不同聚类数量下的平均轮廓系数

本节采取高斯混合模型对 2 型糖尿病并伴有糖尿病肾病患者的状态进行聚类，以主成分分析方法进行降维后的数据作为输入，输出每一个患者对应的状态类。经过高斯混合模型聚类后，状态空间由 200 个不同的类别集合而成。

2）动作离散化

在医疗问题中，动作空间通常采用离散化的方式进行处理，把药物剂量划分为不同的区间进行编码，或采用 One-Hot 编码的方式表示是否使用某种药物。智能体学习使用药物剂量，动作空间由单位时间窗口内的血液透析液总剂量和胰岛素总剂量组成。为了降低动作空间的维度对智能体学习效果的影响，动作定义为胰岛素和血液透析液剂量的各自分位数的组合。离散化后的动作如表 5-4 所示，其中 0 表示没有服用任何药物，剩余的非零剂量按照大小排序后等分为 10 个区间，并按照区间范围值对动作进行离散化编码，最后动作空间包含 121 个不同药物剂量的组合。

表 5-4　动作离散化表示

血液透析液/（mL/6h）	离散化表示	胰岛素/（mL/6h）	离散化表示
0	0	0	0
（0,72.27]	1	（0,2.26]	1
（72.27,132]	2	（2.26,4]	2
（132,215.13]	3	（4,5.13]	3
（215.13,310.02]	4	（5.13,6.6]	4
（310.02,442.62]	5	（6.6,8.37]	5
（442.62,621.19]	6	（8.37,10.64]	6
（621.19,989.10]	7	（10.64,14]	7
（989.10,1534.93]	8	（14,18.03]	8
（1534.93,4786.07]	9	（18.03,25.87]	9
>4786.07	10	>25.87	10

3）观察表征

NL-M2D 模型的智能体采用部分可观察马尔可夫决策过程进行建模。智能体将随机观察到包含患者血糖浓度的部分状态，并把观察到的状态作为智能体网络的输入。因此，在部分可观察的状态表示上，本节随机生成与 2 型糖尿病并伴有糖尿病肾病患者状态维度相同的、元素取值为 0 或 1 的权重向量 e，并将其与完整的患者状态向量 s 点乘，作为智能体网络的部分可观察状态向量 o 进行输入。此时未被观察到的状态对应取值为 0，被观察到的患者状态对应取值为原指标测量值，其中血糖浓度对应的随机权重恒为 1。智能体的部分可观察状态向量可按照下面方式计算得到

$$o = e \odot s \tag{5-23}$$

4）状态转移概率矩阵

为了确保状态能够根据临床医生的策略正确地转移，大多数方法根据原始数据集中观察到的状态变化定义状态转移概率矩阵，但当智能体根据状态探索到的动作在初始矩阵中不存在时，会使状态转换变得困难。为了克服这一困难，有研究将状态转移概率定义为连续分布，以促进智能体探索更多的可能性，但这样的做法存在一个陷阱：它往往会导致智能体所学到的策略偏离临床医生的策略。为了保证智能体充分学习到临床医生的策略，同时又不至于出现状态转移困难，本节通过计算数据集中的转移次数来定义 2 型糖尿病并伴有糖尿病肾病患者的状态转移概率，并记录患者的终端状态。为了确保状态转移概率矩阵的完整性，数据中没有的状态转移概率，使用随机数进行填充。因此，无论 2 型糖尿病并伴有糖尿病肾病患者当前处于何种状态，当智能体选择一个动作并执行时，状态转移概

率矩阵都将提供患者下一个状态的转移概率。

5.5.3　多智能体并行合作的多疾病连续治疗决策模型的死亡率评估框架

　　针对入住 ICU 的 2 型糖尿病并伴有糖尿病肾病患者，其疾病治疗的首要目标是降低死亡率，提高其生存可能性，同时单步疾病治疗目标是改善患者症状。因此，后续提出的 MSD-MHC（multi-disease sequence-treatment decision-making of multi-agent hierarchical cooperation，多智能体层级合作的多疾病连续治疗决策）模型的目标包含两个方面：短期治疗目标是维持糖尿病肾病患者血糖浓度，长期治疗目标是降低糖尿病肾病患者死亡率。对于短期治疗目标，NL-M2D 模型采用奖励函数来实现，而 MSD-MHC 模型采用治疗目标分解和内在激励机制来实现。对于长期治疗目标，在糖尿病肾病患者状态聚类后，按照不同的类别标签计算糖尿病肾病患者的平均死亡率。当糖尿病肾病患者的治疗时间结束时，记录不同类别标签对应的糖尿病肾病患者死亡率与 NL-M2D 模型获得的累计贴现奖励。当 NL-M2D 模型的治疗决策结束后，计算本轮学习的平均累计贴现奖励和糖尿病肾病患者平均死亡率，并拟合平均累计贴现奖励与糖尿病肾病患者平均死亡率之间的关系，作为评估 NL-M2D 模型效果的指标。NL-M2D 模型的死亡率评估框架如图 5-8 所示。本节的决策模型将根据不同的糖尿病肾病患者状态标签选择动作，并通过施加动作改变患者的状态，直到患者的疾病治疗结束。然后，计算 NL-M2D 模型在每轮学习中的患者平均死亡率和平均奖励，用以评估 NL-M2D 模型的决策效果。

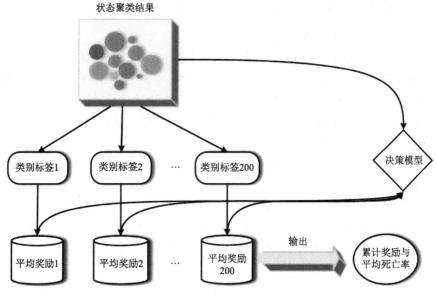

图 5-8　NL-M2D 模型的死亡率评估框架

5.6　多智能体并行合作的多疾病连续治疗决策模型实验结果分析

5.6.1　多智能体并行合作的多疾病连续治疗决策模型实验环境与参数

本章所有实验都利用 Python 3.6 展开研究,使用 NumPy 1.19.2 和 Pandas 0.24.1 数据处理包进行数据预处理,并采用 Pytorch 1.10.0 搭建 NL-M2D 模型的网络结构。NL-M2D 模型训练使用 CPU i7-10700F,并在 Matplotlib 3.0.2 和 Apache ECharts[126]中可视化实验结果。

实验数据被划分为 80%的训练集和 20%的测试集。NL-M2D 模型中两个智能体的网络结构和参数设置相同,相关超参数设置如表 5-5 所示。

表 5-5　NL-M2D 模型的参数设置

参数名	参数符号	设定值
贪婪率	ε	0.80
贴现率	γ	0.90
学习率	α	0.01
经验采样批量	B	128
经验池大小	D	5000

5.6.2　多智能体并行合作的多疾病连续治疗策略学习

1)NL-M2D 模型的训练损失

NL-M2D 模型的训练损失是神经网络通过估计动作价值计算而来,通常会随着训练轮次的增加而下降,并最终趋于稳定。图 5-9 是 NL-M2D 模型的训练损失随训练轮次的变化趋势图,其中每一轮次包含 100 次的迭代。由图 5-9 可见,在 NL-M2D 模型训练的初始阶段,NL-M2D 模型的训练损失出现大幅度的震荡和不稳定的变化,这是由于前期智能体的贪婪率较低,有较大的概率探索非最优动作,导致 NL-M2D 模型的训练损失出现大幅波动,但随着训练次数的增加,NL-M2D 模型的贪婪率也逐渐增加,有更大的概率选择最优动作,因此前期的震荡也在逐渐减小,NL-M2D 模型整体的训练损失呈现下降趋势,损失波动的幅度也越来越小。随着 NL-M2D 模型训练的不断进行,训练损失逐渐趋于稳定。此时 NL-M2D 模型达到收敛状态,表示 NL-M2D 模型开始逐渐学习到最优策略。

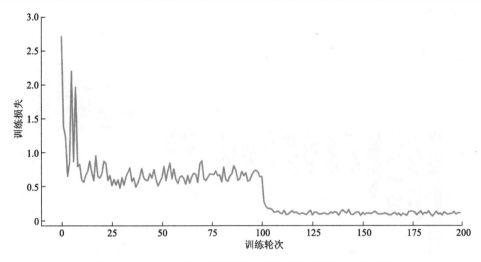

图 5-9　NL-M2D 模型的训练损失随训练轮次的变化趋势图

2）NL-M2D 模型的奖励与患者死亡率

NL-M2D 模型的奖励与 2 型糖尿病并伴有糖尿病肾病患者死亡率随训练次数的变化如图 5-10 所示。由于经验池中的经验样本较少，NL-M2D 模型在训练前期尚不稳定，所以难以选择到合适和正确的动作，导致智能体在大多数情况下受到惩罚。但在负奖励期间，智能体的奖励也在随着训练次数不断增加，并在接近 15 000 次时开始获得正向奖励。这表明，随着训练次数的不断增加和经验的积累，NL-M2D 模型能够正确地采取与奖励机制相符合的动作。从患者死亡率来看，在 NL-M2D 模型训练初期，2 型糖尿病并伴有糖尿病肾病患者死亡率较高，并出现急剧下降，而后呈现缓慢的下降趋势。2 型糖尿病并伴有糖尿病肾病患者死亡率越高，NL-M2D 模型受到的惩罚越大，而 2 型糖尿病并伴有糖尿病肾病患者死亡率越低，NL-M2D 模型获得的奖励越多。

NL-M2D 模型的 2 型糖尿病并伴有糖尿病肾病患者死亡率随预期累计贴现奖励的变化如图 5-11 所示。当 NL-M2D 模型施加的疾病治疗措施导致较高的死亡率时，智能体将会受到更多的惩罚。患者死亡率与外部奖励呈负相关关系，奖励越多，2 型糖尿病并伴有糖尿病肾病患者死亡率越低。总体而言，NL-M2D 模型受到的惩罚多于奖励，但随着训练次数的增加，NL-M2D 模型能够通过接受奖励导引，进而学习用药策略，将 2 型糖尿病并伴有糖尿病肾病患者的死亡率降至最低水平。这说明，NL-M2D 模型通过多智能体合作学习，可以得到有效的 2 型糖尿病并伴有糖尿病肾病的治疗策略。

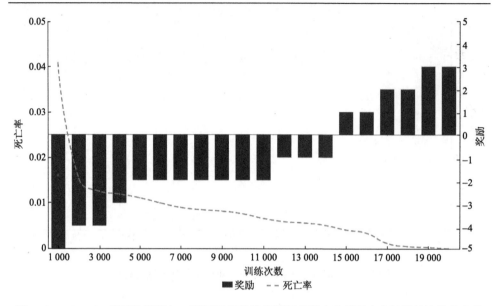

图 5-10　NL-M2D 模型的奖励与 2 型糖尿病并伴有糖尿病肾病患者死亡率随训练次数的变化

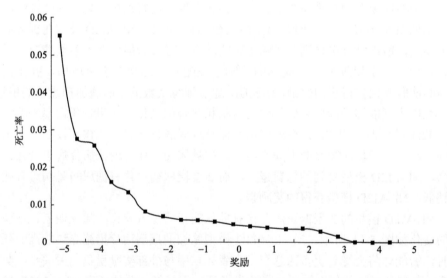

图 5-11　NL-M2D 模型的 2 型糖尿病并伴有糖尿病肾病患者死亡率随预期累计贴现奖励的变化

3）NL-M2D 模型的血糖浓度

　　根据血糖浓度设计的奖励函数，可以得到在控制 2 型糖尿病并伴有糖尿病肾病患者血糖浓度方面的有效性，如图 5-12 所示，其中黑色实线表示正常血糖浓度范围的上限为 110mg/dL，黑色虚线表示正常血糖浓度范围的下限为 70mg/dL。

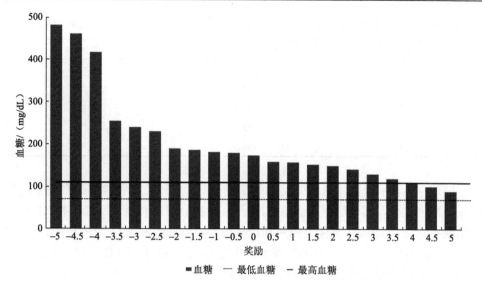

图 5-12　累计贴现奖励与血糖浓度的关系

因为在入住 ICU 的 2 型糖尿病并伴有糖尿病肾病患者中，血糖浓度位于正常范围内的患者群体少之又少，仅有 17.43% 的患者血糖浓度位于正常血糖浓度范围内。因此，NL-M2D 模型受训练数据的限制，状态转移概率矩阵中状态转移对应的血糖浓度普遍偏高，没有足够的血糖浓度正常的训练样本供模型学习。尽管 NL-M2D 模型不足以完全把患者的血糖浓度维持在正常范围内，但是随着正向奖励的增加，模型在降低血糖浓度方面的作用越显著，这能够在一定程度上把患者的血糖浓度维持在正常范围。这表明，按照血糖浓度设计的奖励机制在维持 2 型糖尿病并伴有糖尿病肾病患者血糖浓度方面是有效的，能够实现降低 2 型糖尿病并伴有糖尿病肾病患者血糖浓度的目标。

4）NL-M2D 模型的参数分析

在多智能体强化学习中，NL-M2D 模型的学习涉及两个重要参数，分别是贪婪率 ε 和贴现率 γ。贪婪率 ε 表示智能体选择最佳动作的概率，ε 越大，智能体越容易选择最佳动作，而 ε 越小，智能体探索非最优动作的概率越大。

NL-M2D 模型中贪婪率对 2 型糖尿病并伴有糖尿病肾病患者血糖浓度和死亡率的影响，如表 5-6 所示。从表 5-6 中可以看出，随着贪婪率 ε 从 0.5 增加到 0.8，2 型糖尿病并伴有糖尿病肾病患者的平均血糖浓度和死亡率也逐渐下降，随后血糖浓度和死亡率都逐渐上升。从表 5-6 中可见，当 $\varepsilon=0.8$ 时，2 型糖尿病并伴有糖尿病肾病患者的血糖浓度和死亡率达到最低，此时 NL-M2D 模型的表现最好。

表 5-6　NL-M2D 模型中贪婪率对 2 型糖尿病并伴有糖尿病肾病患者血糖浓度和死亡率的影响

贪婪率 ε	血糖浓度/（mg/dL）	死亡率/%
0.5	209.44	0.89
0.6	192.96	0.83
0.7	189.74	0.85
0.8	178.56	0.79
0.9	183.86	0.89

　　贴现率 γ 表示智能体对未来奖励的重视程度。γ 越大，智能体越有远见，也越重视未来收益，而 γ 越小，智能体越短视，也越重视当前收益。NL-M2D 模型中贴现率对 2 型糖尿病并伴有糖尿病肾病患者血糖浓度和死亡率的影响如表 5-7 所示。由表 5-7 可以看出，随着贴现率 γ 的提高，2 型糖尿病并伴有糖尿病肾病患者的平均血糖浓度逐渐降低，并在 $\gamma = 0.9$ 时达到最低。类似地，可以看出，2 型糖尿病并伴有糖尿病肾病患者的死亡率在 $\gamma = 0.7$ 时最低，而在 $\gamma = 0.9$ 时，2 型糖尿病并伴有糖尿病肾病患者的死亡率次之。由于入住 ICU 的 2 型糖尿病并伴有糖尿病肾病患者治疗的首要目标是提高其存活率，次要目标是降低其血糖浓度，综合来看，当 $\gamma = 0.9$ 时，NL-M2D 模型在降低 2 型糖尿病并伴有糖尿病肾病患者死亡率和血糖浓度两个方面的表现最好。

表 5-7　NL-M2D 模型中贴现率对 2 型糖尿病并伴有糖尿病肾病患者血糖浓度和死亡率的影响

贴现率 γ	血糖浓度/（mg/dL）	死亡率/%
0.5	203.64	0.83
0.6	194.38	0.88
0.7	191.10	0.76
0.8	194.12	0.82
0.9	172.20	0.77

5.6.3　多智能体并行合作强化学习模型的离线评估与对比分析

　　1）多种强化学习模型的死亡率对比分析

　　不同强化学习模型下 2 型糖尿病并伴有糖尿病肾病患者的平均死亡率和死亡率的标准差如表 5-8 所示。显然，在临床医生的用药策略下，2 型糖尿病并伴有糖尿病肾病患者的平均死亡率最高，为 22.21%。由于真实临床医生治疗决策的经验性较强，用药策略没有稳定的疾病治疗效果，因此在临床医生的用药策略下 2 型糖尿病并伴有糖尿病肾病患者死亡率的标准差最大。这说明，该用药策略的稳健性较低。总体而言，不论是基准模型还是本章提出的模型，都能够在临床医生的用药策略基础上进行优化，并获得远低于临床医生策略的死亡率。当然，影响临床医生用药决策的因素是多方面的，不能仅仅依靠患者死亡率的高低判断临床医生策略的有效性，但根据患者死亡率评估强化学习模型的疾病治疗效果仍不失为一种有效方法。

表 5-8　不同强化学习模型下 2 型糖尿病并伴有糖尿病肾病患者的平均死亡率和死亡率的标准差

强化学习模型	平均死亡率/%	标准差/%
NL-M2D	0.87	0.03
DQN	10.71	1.92
Double DQN	11.86	1.69
Dueling DQN	9.24	1.43
临床医生	22.21	15.15

在所有的基准模型中，Dueling DQN 模型下用药策略的 2 型糖尿病并伴有糖尿病肾病患者平均死亡率最低，约为 9.24%，其模型的稳健性也更好，标准差为1.43%。尽管 DQN 模型下用药策略的 2 型糖尿病并伴有糖尿病肾病患者平均死亡率比 Double DQN 模型更低，但其标准差较高。这表明，该模型的用药策略稳定性较差。类似地，虽然 Double DQN 模型下用药策略的 2 型糖尿病并伴有糖尿病肾病患者平均死亡率最高，但是该策略的稳健性比 DQN 模型下用药策略的稳健性更好。

相较于现有的基准模型，本章的 NL-M2D 模型在降低 2 型糖尿病并伴有糖尿病肾病患者死亡率方面具有更好的效果，即 NL-M2D 模型能够把 2 型糖尿病并伴有糖尿病肾病患者的平均死亡率降低到 0.87%，其标准差也最小，模型的稳健性也更好。总体而言，在 NL-M2D 模型的用药策略下，2 型糖尿病并伴有糖尿病肾病患者的平均死亡率差距最小，NL-M2D 模型学到的策略都有较好的稳健性。

由此可见，无论是 NL-M2D 模型还是用作对比分析的基准模型，都能够在临床医生用药决策的基础上实现用药策略优化，并实现降低 2 型糖尿病并伴有糖尿病肾病患者死亡率的疾病治疗目标。与单智能体的基准策略相比，本章的多智能体合作学习治疗用药策略的方法表现出更明显的优势，无论是在降低 2 型糖尿病并伴有糖尿病肾病患者死亡率还是在模型稳健性方面，本章提出的模型都优于基准模型。

2）多种强化学习模型的血糖浓度对比分析

伴有糖尿病肾病的 2 型糖尿病治疗目标之一是把患者的血糖浓度维持在70~110mg/dL 的正常范围内。利用临床医生、基准模型和本章模型的疾病治疗策略，可以得到各自相应的平均血糖浓度、血糖浓度的标准差，如表 5-9 所示。

表 5-9　不同强化学习模型下疾病治疗策略的平均血糖浓度和血糖浓度的标准差

强化学习模型	平均血糖浓度/（mg/dL）	标准差/（mg/dL）
NL-M2D	113.50	5.23
DQN	168.23	1.52
Double DQN	169.06	1.32
Dueling DQN	167.70	1.02
临床医生	168.47	67.60

　　基准模型和临床医生都能够把 2 型糖尿病并伴有糖尿病肾病患者血糖浓度维持在相近的水平，但是临床医生用药策略下的血糖浓度标准差较高，高达 67.60mg/dL，用药策略的不稳定性较大。这与上述的 2 型糖尿病并伴有糖尿病肾病患者死亡率对比分析一致。在基准模型中，Dueling DQN 模型的表现都是较好的，其用药策略下的平均血糖浓度和标准差都最小。虽然 Double DQN 模型的平均血糖浓度比 DQN 模型高，但是它的标准差低于 DQN 模型。因此，在降低 2 型糖尿病并伴有糖尿病肾病患者死亡率和维持血糖浓度方面，DQN 模型的效果优于 Double DQN 模型，但在用药策略的稳健性方面，Double DQN 模型比 DQN 模型更胜一筹。

　　从表 5-9 中可以看出，NL-M2D 模型在维持 2 型糖尿病并伴有糖尿病肾病患者血糖浓度方面的效果是显著的。在正常与非正常血糖患者的比例严重失衡的实验数据中，NL-M2D 模型能够成功把 2 型糖尿病并伴有糖尿病肾病患者的血糖浓度维持在最接近正常血糖浓度的水平。这说明，按照正常血糖浓度设计的奖励函数是有效的。

　　与单智能体的基准模型相比，本章提出的学习模型的疾病治疗策略下 2 型糖尿病并伴有糖尿病肾病患者血糖浓度的标准差还较高，学习模型的稳健性还有待提升。这也是多智能体强化学习的潜在困难：智能体之间的策略相互影响，容易导致模型学习不稳定，但对于短期治疗目标的完成情况依然优于单智能体的基准模型。

　　综上所述，由对强化学习模型实验结果的对比分析可知，本章提出的强化学习模型都能够学到最优的用药策略，在降低 2 型糖尿病并伴有糖尿病肾病患者死亡率和维持患者血糖浓度方面都显著优于基准模型。NL-M2D 模型的学习过程较为稳定，疾病治疗效果更加显著，在降低 2 型糖尿病并伴有糖尿病肾病患者死亡率方面的稳健性较好，但学习速度较慢。这也说明，按照 2 型糖尿病并伴有糖尿病肾病患者生存情况和血糖浓度设计的奖励函数有利于 NL-M2D 模型的策略学习。

第6章 多智能体层级合作的多疾病连续治疗决策

由于医疗环境的复杂性，状态空间和动作组合是复杂、多样的，状态转移概率矩阵的维度将随着状态和动作数量的增加呈指数增长，从而导致智能体在探索过程中因维度爆炸而学习困难，这就是复杂强化学习模型的"维数灾难"问题。强化学习方法对反馈疾病治疗效果的奖励的依赖性较大，而多疾病的治疗过程较长。在疾病治疗结束前，智能体无法感知到关于患者生存或死亡的信息。在疾病治疗期间做出的用药决策，只有当疾病治疗过程结束时，智能体才能收到关于疾病治疗目标的奖励，奖励的稀疏性和滞后性成为多疾病长周期连续治疗决策问题的一个重要挑战。

第5章提出多智能体并行合作的多疾病连续治疗决策模型，用以建模临床医生的平等合作会诊治疗疾病。在临床医疗实践中，临床医生的会诊合作并不总是完全平等的，经常出现权威临床医生、初级临床医生、医学教授、资深医生等各层次水平人员参加的现象。比如，由经验丰富的权威临床医生指导经验不足的初级临床医生学习如何给患者治疗疾病，边学习边治疗，共同完成治疗任务。为此，本章进一步考虑合作智能体之间的等级关系或"师徒关系"，提出 MSD-MHC 模型。通过利用目标分解的思想，引导上、下级智能体之间的指导与合作，同时设计目标驱动的内在激励机制，以缓解奖励的稀疏性和滞后性问题，实现多疾病连续治疗策略的优化。目标分解方法就是把一个复杂问题分解为一系列细粒度的相对简单的子问题，将长期决策划分为一系列相对短期决策，并确定分解后的一系列相对简单的子目标。内在激励机制为智能体的治疗动作探索提供指向性反馈，可实现长、短期治疗目标的平衡，从而获得更好的多疾病连续治疗结果，提高患者生存率。

6.1 多智能体层级合作的多疾病连续治疗决策建模

在入住 ICU 的患者疾病治疗中，患者大多数是身患多种疾病，疾病治疗决策的周期长。在患者入院到治愈出院或不治身亡期间，临床医生需要在不同的用药时间节点上做出合理的用药决策。因此，用药决策的及时性和准确性对患者至关重要。在临床医疗实践中，对于病情复杂的疾病，如肾病患者往往有多种并发症，通过多学科的专家会诊为患者提供全方位的诊疗方案是十分必要的。各专科权威专家、医学教授或业内名医形成优势互补，共同制订疾病治疗方案，有利于提升疾病治疗的精确性、有效性和可靠性。

当前医疗资源参差不齐，优质临床医生资源分布更是不均匀。在大多数情况下，会诊专家之间并不完全是平等合作的关系，其中经验丰富的权威临床医生和经验欠缺的初级临床医生之间隐含着指导与被指导的关系或"师徒"关系。由权威临床医生带领初级临床医生做出疾病治疗决策，或经验丰富的权威临床医生指导初级临床医生进行疾病治疗，共同完成疾病治疗任务。在这种情况下，权威临床医生与初级临床医生之间具有明显的等级关系，不同层级的决策目标也存在一定差异。权威临床医生通过对患者病情的全方位了解来制定疾病治疗目标，把控疾病治疗的整体方向，而初级临床医生将结合权威临床医生的意见和自身对患者情况的把握做出疾病治疗决策。权威临床医生与初级临床医生之间相互配合，实现对患者更有效的疾病治疗。这样，既能够让权威临床医生把足够多的时间、精力投入到更重要和危急的患者疾病治疗中，也能够让初级临床医生有更多学习和成长的机会，节省医疗资源，培养优质临床医生。

受此启发，本章提出 MSD-MHC 模型，对疾病治疗过程中临床医生之间具有的上下级指导关系或师徒关系进行建模，使智能体的层级合作更接近临床实践，提高 MSD-MHC 模型决策的可靠性。为了解决强化学习在长周期时序决策中的维度爆炸和奖励滞后性问题，MSD-MHC 模型采用目标分解的思想，把疾病治疗的长期治疗目标分解为短期治疗目标，化繁为简，分而治之。为了平衡长期治疗目标与短期治疗目标，智能体通过学习在额外的内在激励机制下进行动态决策，通过最大化智能体团队的外部环境奖励来协调最佳的疾病治疗策略。

由于权威临床医生和初级临床医生的专业水平有所差别，权威临床医生对患者的了解和观察会更加全面。因此，将权威临床医生建模为基于完全可观察马尔可夫决策过程的上级智能体 $Agent_1$，表示对患者的状态完全可观察；把初级临床医生建模为基于部分可观察马尔可夫决策过程的下级智能体 $Agent_2$，表示对患者的状态是部分可观察的。多疾病患者的重症治疗决策过程同样可以看作一个有限状态的马尔可夫决策过程。本章模型的状态空间、动作空间的建模与第 5 章的 NL-M2D 模型相同，外部环境奖励、长短期治疗目标和状态转移概率的设计分别如下。

1）外部环境奖励

MSD-MHC 模型采用常数奖励来量化整体决策的有效性。在决策时间 $t \in T$，智能体 $Agent_1$ 根据外部环境奖励 $r_t \in R$ 做出决策。当疾病治疗决策时间终止时，外部环境奖励来源于患者的最终生存情况：若患者存活，则 $r_t = 10$；若患者死亡，则 $r_t = -10$。外部环境奖励 r_t 用于引导智能体 $Agent_1$ 确定有利于患者生存和疾病状态改善的短期治疗目标，为智能体 $Agent_1$ 学习治疗目标分解策略提供及时的外部环境奖励反馈。

2）长短期治疗目标

MSD-MHC 模型把疾病治疗决策周期 T_0 划分为 T_0 个子决策周期,任意一个子决策周期 $t(t=1,2,\cdots,T_0)$ 都包含 m 个决策时间步。长期治疗目标定义为疾病治疗决策周期 T_0 结束时期望达到的疾病治疗效果,而短期治疗目标定义为在每一个子决策周期 t 内,需要做出用药决策的每一个决策时间步 $n(n=1,2,\cdots,m_t)$ 时,对患者采取疾病治疗措施后期望达到的疾病治疗效果。如 5.1 节所述,在入住 ICU 的患者疾病治疗中,糖尿病肾病患者治疗的长期目标是保证患者的生命,提高患者的生存概率,因此长期治疗目标 G 是最小化患者的死亡率。在单次用药治疗疾病中,智能体需要通过药物的组合使用,使患者的血糖浓度尽可能接近正常的血糖浓度范围,所以 MSD-MHC 模型的短期治疗目标 $g_t \in G$ 是逐渐接近正常的血糖浓度范围。

3）状态转移概率

智能体 Agent$_1$ 的状态转移概率 p_t^1 与患者在子决策周期内的初始状态 $s_{t,1}$ 相关。智能体 Agent$_1$ 根据当前患者所处状态,确定短期治疗子目标 g_t,把 g_t 传达给智能体 Agent$_2$;据此,智能体 Agent$_2$ 采用治疗用药决策 $\boldsymbol{a}_{t,n}$,随后患者的状态从 $\boldsymbol{s}_{t,n}$ 转移至 $\boldsymbol{s}_{t,n+1}$。智能体 Agent$_1$ 将根据患者状态的变化和智能体 Agent$_2$ 对短期治疗子目标 g_t 的完成情况,做出新的短期治疗子目标分解决策。智能体 Agent$_2$ 的状态转移概率 $p_{t,n}^2$ 与智能体 Agent$_1$ 分解的短期治疗子目标 g_t、对患者状态的观察 $\boldsymbol{o}_{t,n}$ 相关。当智能体 Agent$_2$ 接收到来自智能体 Agent$_1$ 的短期治疗子目标 g_t 时,会把其作为自身状态的一部分,并根据对患者状态的观察,选择疾病治疗动作 $\boldsymbol{a}_{t,n}$,随后患者的状态发生转移。若短期治疗子目标完成,智能体 Agent$_1$ 将根据转移后的状态重新制定短期治疗子目标 g_{t+1}。状态转移概率 p_t^1 和 $p_{t,n}^2$ 可分别按照下面的条件概率公式计算得到

$$p_t^1 = P(\boldsymbol{s}_{t+1} \mid \boldsymbol{s}_t, g_t) \tag{6-1}$$

$$p_{t,n}^2 = P(\boldsymbol{o}_{t,n+1} \mid \boldsymbol{o}_{t,n}, g_t, \boldsymbol{a}_{t,n}) \tag{6-2}$$

其中,$\boldsymbol{a}_{t,n}$ 与 $\boldsymbol{o}_{t,n}$ 分别为智能体 Agent$_2$ 在子决策周期 t 内的第 n 个决策时间步的治疗用药动作和对患者状态的观察。

6.2　多智能体层级合作的分层决策方法

6.2.1　多智能体层级合作的治疗目标分解学习

由于入住 ICU 的患者病情严重性和复杂性较高,临床治疗疾病的首要任务是

提高患者生存率。同时，在用药决策过程中，需要重点关注原发疾病的治疗，并通过逐步缓解病情，最终完成疾病治疗任务。在患者住院期内，临床医生需要定期为患者采取疾病治疗措施，或根据患者状态变化调整用药方案，这一过程中临床医生需要持续进行决策。针对入住 ICU 的患者临床序贯用药决策问题，倘若临床医生只关注疾病长期治疗目标的实现，为了提高患者的生存率铤而走险，选择具有较大风险的药物治疗患者疾病，将会增加医疗事故发生的风险。此外，在对患者施加用药到药物发生作用的过程中，患者状态发生可观察的变化也需要一定的时间。通常，短时间内无法评估患者最终的疾病治疗结果。因此，临床医生需要一个短期治疗目标来指导即时治疗决策，再根据疾病长期治疗目标优化治疗策略。

　　人工制定疾病短期治疗目标具有较强的经验性。制定的疾病短期治疗目标是否合理和有效，会直接影响疾病治疗效果，这也对临床医生提出了更高的要求。实际上，临床医生在疾病治疗决策周期结束前，都将根据患者的身体状况不断调整疾病治疗方案，潜在的疾病治疗目标是在每一次用药结束后观察患者的关键生理指标，这可以看作对最终疾病治疗目标的细化和分解。在 MSD-MHC 模型中，真实临床医生被建模成能够与患者进行交互学习的上、下级智能体。智能体在探索用药策略的过程中，由于疾病长期治疗目标在短时间内不可能直接观察到，单步治疗决策行为的解释将变得模糊不清，因此，MSD-MHC 模型通过分解整体疾病治疗目标，简化疾病治疗任务。

　　目标分解方法把复杂的问题分解为一系列细粒度的子问题，把长周期的疾病连续治疗决策过程按照分解的治疗子目标进行划分，通过设定分层级的治疗子目标和压缩决策周期实现更好的疾病治疗决策结果，提高疾病治疗决策的有效性。目标分解的思想也被用于解决复杂数据集下的 ML 和数据分析问题，并表现出良好的效果。研究表明，分层子目标对进一步解释智能体的行为有较强的正面影响，比直接传达原始目标更具优越性[127]。

　　上级智能体 $Agent_1$ 根据患者病情的变化，制定适宜的疾病短期治疗目标，并在一段时间内保持不变，直到治疗目标完成或疾病治疗结束。MSD-MHC 模型的治疗目标分解过程，如图 6-1 所示。

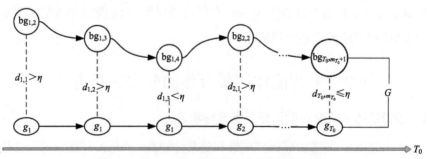

图 6-1　MSD-MHC 模型的治疗目标分解过程

在疾病治疗决策周期 T_0 内，MSD-MHC 模型在子决策周期 t $(t=1,2,\cdots,T_0)$ 内进行疾病治疗决策，并在每个子决策周期 t 内，允许智能体 Agent$_2$ 最多采取 m_t 个治疗动作（或决策时间步），以实现疾病长期治疗目标 G。智能体 Agent$_1$ 先根据患者在子决策周期下的初始状态 $s_{t,1}$，把疾病长期治疗目标 G 分解为多个短期治疗子目标 g_t，把智能体 Agent$_2$ 的疾病治疗决策周期从 1 到 T_0 缩短为 $t-1$ 到 t。每当智能体 Agent$_2$ 采取治疗动作 $a_{t,n}$ 后，患者的状态发生转变，智能体 Agent$_1$ 将计算新的血糖浓度 bg$_{t,n+1}$ 与 g_t 之间的距离 $d_{t,n}$，可以按照下面方式计算得到

$$d_{t,n} = |\,\mathrm{bg}_{t,n+1} - g_t\,| \tag{6-3}$$

智能体 Agent$_1$ 通过比较 $d_{t,n}$ 与疾病治疗目标阈值 η 之间的关系，判断当前治疗子目标是否已完成，其中 η 是根据临床实践事先给定的固定正数。当 $d_{t,n} \leqslant \eta$ 时，表示当前治疗子目标 g_t 已完成。然后，MSD-MHC 模型将根据当前患者状态和疾病治疗目标完成情况，决定是否制定新的治疗子目标，直到疾病长期治疗目标 G 完成或疾病治疗决策周期 T_0 结束。当疾病治疗子目标 g_t 完成后、子决策周期 t 结束时，智能体 Agent$_2$ 将进入下一个子决策周期 $t+1$ 的学习。在治疗目标分解下，智能体 Agent$_1$ 的治疗动作是在患者的不同状态下选择不同的治疗子目标，因此智能体 Agent$_1$ 的动作空间由不同短期治疗目标组成。

目标分解学习通过划分决策周期，简化长周期决策问题，改善 MSD-MHC 模型在长期复杂任务中表现不佳的现状。在糖尿病肾病患者的动态连续治疗决策中，糖尿病肾病治疗的长期目标是提高患者的存活率，其目标周期为患者入住 ICU 到离开 ICU 的时间；糖尿病肾病治疗的短期目标是维持患者的血糖浓度，其目标周期为智能体学习到治愈糖尿病肾病患者的探索周期。糖尿病肾病治疗的长期目标由临床医疗环境决定，但短期目标由 MSD-MHC 模型内部管理，以改善糖尿病肾病患者的疾病治疗策略。

6.2.2　多智能体层级合作的内在激励机制设计

在多疾病连续治疗问题中，外部环境奖励与患者死亡率相关，而多疾病连续治疗问题的决策周期较长，外部环境奖励信号对于单步疾病治疗决策而言是稀疏和滞后的，负责疾病治疗决策的智能体 Agent$_2$ 无法及时收到治疗反馈，在复杂环境中容易出现探索不足的现象，从而降低疾病治疗策略学习的效率。在部分可观察马尔可夫决策过程中，采取行动的智能体 Agent$_2$ 无法观测到关于患者状态的全部信息，仅凭观察 $o_{t,n}$ 和短期治疗目标 g_t 学习治疗用药策略，这对智能体 Agent$_1$ 的治疗目标分解质量要求极高。由于智能体 Agent$_1$ 的治疗目标分解策略也在不断探索和改进，如果没有额外的激励机制，智能体 Agent$_2$ 对患者的多疾病连续治疗策

略学习将难以进行。因此，MSD-MHC 模型引入内在激励机制，以指导智能体 $Agent_2$ 平衡长期治疗目标和短期治疗目标，在稀疏奖励的外部环境中学习最佳的多疾病连续治疗策略。

内在激励机制作用于 MSD-MHC 模型的短期治疗目标，为目标管理和实现提供明确的疾病治疗反馈信息，这可以看作对 MSD-MHC 模型单步决策行为的局部解释。在 MSD-MHC 模型中，内在激励机制由两部分组成，分别是关于短期治疗目标的回报收益 $b_{t,n}$ 和关于治疗动作探索的步长成本 c，其中 c 为非负的常数。回报收益 $b_{t,n}$ 与 $d_{t,n}$（单步疾病治疗结果与疾病短期治疗目标之间的距离）有关，以此作为智能体 $Agent_2$ 单步疾病治疗决策的反馈。当疾病短期治疗目标 g_t 未被完成时，即 $bg_{t,n+1} \neq g_t$ 时，$d_{t,n}$ 可以按照下面的方式计算得到

$$b_{t,n} = \frac{1}{d_{t,n}} \qquad (6\text{-}4)$$

治疗后的患者状态与疾病短期治疗目标之间的距离越大，智能体的回报收益就越小。

为了降低短期治疗目标对下级智能体 $Agent_2$ 决策的严格限制，只要 $d_{t,n} \leqslant \eta$，便认为疾病短期治疗目标达成，此时智能体 $Agent_2$ 能够获得回报收益 $b_{t,n} = 1$。疾病治疗目标阈值的设定为实现疾病治疗目标提供更多可能，智能体 $Agent_2$ 不需要等到当前阶段的疾病治疗目标完全满足后才能进入到下一阶段的学习，更有利于激励智能体 $Agent_2$ 学习到实现短期治疗目标 g_t 的最佳策略。

当治疗目标分解后的短期治疗目标 g_t 传递给智能体 $Agent_2$ 进行实现时，MSD-MHC 模型需要耗费一定的开销，因此必须考虑治疗目标分解对 MSD-MHC 模型决策效率的影响。由于智能体 $Agent_2$ 需要不断探索实现短期治疗目标 g_t 的动作，如果智能体 $Agent_1$ 在学习期间给出的短期治疗目标 g_t 难度过大，智能体 $Agent_2$ 将陷入无法完成短期治疗目标的死循环。为了防止过度探索带来不必要的计算成本，MSD-MHC 模型使用步长成本 c 限制探索，以激励智能体 $Agent_2$ 以最少的探索步骤实现短期治疗目标 g_t。

MSD-MHC 模型在子决策周期 t 中的内部奖励 $f_{t,n}$ 由回报收益 $b_{t,n}$ 和步长成本 c 两部分组成。智能体 $Agent_2$ 最终的内部奖励 $f_{t,n}$ 可以按照下面方式计算所得

$$f_{t,n} = b_{t,n} - ck_{t,n} \qquad (6\text{-}5)$$

其中，$k_{t,n}$ 为智能体 $Agent_2$ 在目标周期 t 内的时间步 n 时，为实现短期治疗目标 g_t 累计耗费的探索次数。探索越多，成本越大，奖励也越小。

内在激励机制为 MSD-MHC 模型的学习提供具有指导性的即时反馈，使 MSD-MHC 模型在病程较长的多疾病用药决策中获得更好的疾病治疗效果。步长

成本 c 和回报收益 $b_{t,n}$ 的设计有利于实现长期治疗目标和短期治疗目标的平衡。步长成本 c 可避免智能体 Agent_2 为实现疾病短期治疗目标而对治疗动作进行过度探索，导致 MSD-MHC 模型难以收敛。回报收益 $b_{t,n}$ 使得智能体 Agent_2 在决策的每一步都能够收到相应的反馈，缓解长周期疾病治疗决策问题中奖励的滞后性和稀疏性，为智能体 Agent_2 的决策调整提供了依据，有利于提升 MSD-MHC 模型的整体学习效率。

6.3　多智能体层级合作的多疾病连续治疗决策模型

6.3.1　多智能体层级合作的多疾病连续治疗决策模型结构

强化学习的层级结构最初由 Sutton 等在 Option 框架中提出[128]，拓展了强化学习算法在不同时间尺度和复杂的层级结构中运行的可能。MSD-MHC 模型结构如图 6-2 所示。MSD-MHC 模型由上、下两个智能体 Agent_1 和 Agent_2 构成的分层结构组成，其中上级智能体 Agent_1 与下级智能体 Agent_2 在不同的时间尺度上进行学习和合作，通过治疗目标分解和内在激励机制共同完成多疾病连续治疗决策任务。

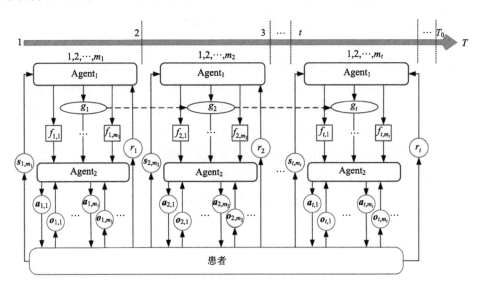

图 6-2　MSD-MHC 模型结构

上下级智能体学习的时间尺度如图 6-2 中上方的灰色箭头部分所示。智能体 Agent_1 在疾病治疗决策周期 T_0 内进行学习，规划不同阶段的疾病治疗目标，在疾病治疗的宏观层面进行疾病治疗目标指导。智能体 Agent_1 以治疗目标分解的方式把整个疾病治疗决策周期 T_0 分解为 T_0 个子决策周期($t=1,2,\cdots,T_0$),并在每个子决策周期 t 内,根据患者的初始状态 $s_{t,1}$ 生成短期治疗子目标 g_t,随后传递给智能体 Agent$_2$。同时,智能体 Agent$_2$ 把子决策周期 t 分解为 m_t 个决策时间步 n($n=1,2,\cdots,m_t$),并在子决策周期内进行学习,在疾病治疗的微观层面做出用药决策,实现不同阶段的疾病治疗目标。在每个子决策周期 t 内,智能体 Agent$_2$ 在决策时间步 n 时,根据对患者状态的观察 $o_{t,n}$ 和短期治疗目标 g_t 探索可能的治疗动作 $a_{t,n}$,直至短期治疗目标完成。当短期治疗目标 g_t 完成时,智能体 Agent$_2$ 将进入下一个子决策周期 $t+1$。由于智能体 Agent$_2$ 在每个子决策周期中为实现短期治疗目标所耗费的决策时间步数不同,因此在不同子决策周期中的 m_t 不一定相等。

MSD-MHC 模型最终的决策策略由上、下级智能体的策略嵌套而成。策略嵌套对于短期治疗目标的分解至关重要,它能够使智能体学习到如何完成需要长期持续决策的任务。MSD-MHC 模型的策略可以看作一种层次策略。智能体 Agent$_1$ 按照长期治疗目标 G 学习在患者的不同病情下确定短期治疗目标 g_t,在外部环境奖励的反馈下探索治疗目标分解策略。智能体 Agent$_2$ 在短期治疗目标 g_t 的指导下,采取治疗措施(动作)$a_{t,n}$,学习药物用药(胰岛素和血液透析液)的组合使用策略,并根据内部奖励 $f_{t,n}$ 优化疾病治疗方案。同时,智能体 Agent$_1$ 还将根据智能体 Agent$_2$ 对短期治疗目标的完成情况施加奖励。

MSD-MHC 模型的目的是学习不同层级中的疾病治疗决策策略。智能体 Agent$_1$ 学习疾病治疗目标分解策略 $\pi_1(g|s):S \rightarrow G$,而智能体 Agent$_2$ 学习疾病治疗行动策略 $\pi_2(a|o):O \rightarrow A$。MSD-MHC 模型通过把上级智能体 Agent$_1$ 的治疗决策结果嵌入下级智能体 Agent$_2$ 的状态转移概率中,形成疾病治疗的用药决策。智能体 Agent$_1$ 的疾病治疗决策目标 g_t 将作为智能体 Agent$_2$ 的短期治疗目标,而智能体 Agent$_2$ 通过探索可能的治疗动作 $a_{t,n}$ 来实现短期治疗目标 g_t,其中状态 $s_{t,1}$ 下的短期治疗目标 g_t 可以通过下面方式计算得到

$$g_t = \pi_1(g=g_t|s=s_{t,1}) \tag{6-6}$$

智能体 Agent$_1$ 的决策周期为患者疾病的整个治疗时间,而智能体 Agent$_2$ 的决策周期为当前短期治疗目标的完成周期。MSD-MHC 模型的决策流程,如图 6-3 所示。

单个决策周期内 MSD-MHC 模型的疾病治疗决策过程主要分为三个步骤:首先,观察患者的状态;其次,确定疾病治疗目标;最后,做出疾病治疗的用药决策。具体来说,智能体 Agent$_1$ 根据患者在当前周期的初始状态 $s_{t,1}$,按照自身策略 $\pi_1(g|s)$,分解合适的疾病短期治疗目标 g_t,并将其传递给智能体 Agent$_2$。于是,智能体 Agent$_2$ 把接收到的 g_t 作为其状态观察空间 O 的一部分,并根据对患者状态

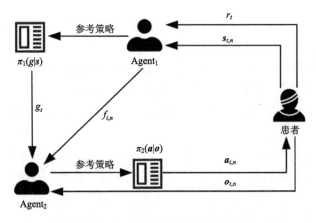

图 6-3　MSD-MHC 模型的决策流程

的观察 $o_{t,n} \in O$，按照自身策略 $\pi_2(a \mid o)$，做出疾病治疗的用药决策 $a_{t,n}$。随后患者的状态 $s_{t,n}$ 转移至状态 $s_{t,n+1}$。此时，智能体 Agent$_1$ 根据状态 $s_{t,n+1}$ 下的血糖浓度 $bg_{t,n+1}$，评估智能体 Agent$_2$ 对短期治疗目标 g_t 的完成情况。若短期治疗目标 g_t 完成，则给予智能体 Agent$_2$ 正向的内部奖励 $f_{t,n}$；否则，即短期治疗目标 g_t 没有完成，则施加智能体 Agent$_2$ 的探索惩罚。当智能体 Agent$_2$ 的疾病治疗决策周期结束，智能体 Agent$_1$ 将会收到来自外部环境的奖励 r_t。智能体 Agent$_2$ 的学习过程受智能体 Agent$_1$ 的监督和短期治疗目标 g_t 的指引。短期治疗目标 g_t 在智能体 Agent$_2$ 探索的时间步中保持不变，直到短期治疗目标完成或疾病治疗决策周期 T_0 结束。上级智能体 Agent$_1$ 重复上述决策过程直至疾病治疗决策周期 T_0 结束，即患者治愈或死亡；下级智能体 Agent$_2$ 重复上述决策过程直至短期治疗目标完成。当短期治疗目标完成但疾病治疗决策周期未结束时，智能体 Agent$_1$ 将重新给智能体 Agent$_2$ 制定新的短期治疗目标，两个智能体之间相互配合和协作，直至学习到最佳的治疗目标分解策略和疾病治疗用药策略，此时 MSD-MHC 模型收敛。

　　在下级智能体 Agent$_2$ 的每一次探索中，短期治疗目标的约束能够规范智能体 Agent$_2$ 对不必要和不合理的疾病治疗药物剂量的选择，同时步长成本 c 激励智能体 Agent$_2$ 用最少的探索实现短期治疗目标。当智能体 Agent$_2$ 实现短期治疗目标 g_t 时，状态转移概率 p_2 将根据短期治疗目标 g_t 和疾病治疗用药决策 $a_{t,n}$ 返回对患者状态的新观察 $o_{t,n+1}$，患者状态的转变是上下级智能体的决策共同作用的结果。因此，MSD-MHC 模型的策略嵌套结构决定下级智能体的状态转移概率依赖于上级智能体的治疗目标分解结果。

　　内部奖励 $f_{t,n}$ 包含智能体 Agent$_1$ 传递给智能体 Agent$_2$ 的关于患者状态变化的信息，以确保智能体 Agent$_2$ 可以根据患者的疾病治疗效果，做出正确的疾病治疗用药决策，激励智能体 Agent$_2$ 完成短期治疗目标 g_t。不难看出，内部奖励 $f_{t,n}$

实际上是一个事后奖励。它根据智能体 $Agent_1$ 对疾病治疗目标完成情况的判定，在用药动作施加于患者前，外部环境奖励 r_t 是未知的。内部奖励可视为智能体 $Agent_1$ 对外部环境奖励的转化，这有利于增强 MSD-MHC 模型的可解释性。对于智能体 $Agent_1$ 而言，短期治疗目标 g_t 被视作其治疗动作，也需要根据患者接受治疗后的状态变化进行调整；短期治疗目标 g_t 受智能体 $Agent_2$ 决策的影响，也是事后决策的结果。

具有层次结构的 MSD-MHC 模型能够使智能体通过学习短期治疗动作序列的策略，完成需要长周期治疗动作序列决策的任务。作为一种独立学习式的多智能体强化学习模型，各智能体能够共同协作，学习各自的疾病治疗策略，以便上级智能体的内部奖励能对下级智能体的探索发挥导向作用。

6.3.2 多智能体层级合作的多疾病连续治疗决策目标优化

智能体 $Agent_1$ 和 $Agent_2$ 分别被建模为带有参数向量 θ_1、θ_2 的 Dueling DQN 模型。MSD-MHC 模型的智能体网络结构如图 6-4 所示。

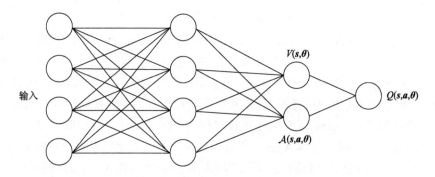

图 6-4　MSD-MHC 模型的智能体网络结构

上级智能体 $Agent_1$ 根据患者在子决策周期 t 内的初始状态 $s_{t,1}$，按照式（1-45）和式（1-46），可以计算得到状态值 $V_1(s,\theta_1)$ 和优势值 $A_1(s,g,\theta_1)$，并根据式（1-47），可以计算得到目标价值 $Q_1(s,g,\theta_1)$。同理，下级智能体 $Agent_2$ 根据对患者状态的观察 $o_{t,n}$ 和短期治疗目标 g_t，可以计算得到动作价值 $Q_2((o,g),a,\theta_2)$。MSD-MHC 模型采用神经网络作为智能体的函数逼近器，并使用 Dueling DQN 模型，结合智能体各自的奖励，按照下面方式，可以计算得到最佳动作价值：

$$Q_1^*(s_t,g_t) = \max_{g_{t+1}\in G}\left\{r_{t+1} + E_{s_{t+1}}\left[\gamma_1 Q_1\left(s_{t+1,1},\pi_1\left(g_{t+1}\big|s_{t+1,1}\right)\right)\right]\right\} \qquad (6-7)$$

$$Q_2^*\big((o_{t,n},g_t),a_{t,n}\big)=\max_{a_{t,n+1}\in A}\Big\{f_{t,n+1}+E_{o_t}\big[\gamma_2 Q_2\big((o_{t,n+1},g_t),\pi_2(a_{t,n+1}\mid o_{t,n+1})\big)\big]\Big\} \qquad (6\text{-}8)$$

其中，γ_1 和 γ_2 分别为上级智能体 Agent$_1$、下级智能体 Agent$_2$ 的奖励贴现率。

在 MSD-MHC 模型中，智能体 Agent$_1$ 作为短期治疗目标的管理者，其最佳分解的疾病治疗子目标 g_t^* 可以通过下面方式（即最大化动作价值函数）求解得到

$$g_t^*=\underset{g_t\in G}{\mathrm{argmax}}\big\{Q_1^*(s_t,g_t)\big\} \qquad (6\text{-}9)$$

智能体 Agent$_2$ 作为动作的执行者，在学习过程中接收到来自智能体 Agent$_1$ 的治疗子目标 g_t 作为其状态的一部分，即智能体 Agent$_2$ 的状态由两部分构成，分别是观察 $o_{t,n}$ 和治疗子目标 g_t。智能体 Agent$_2$ 的最佳治疗动作 $a_{t,n}^*$ 可以通过下面方式（即最大化动作价值函数）求解得到

$$a_{t,n}^*=\underset{a_{t,n}\in A}{\mathrm{argmax}}\big\{Q_2^*\big((o_{t,n},g_t),a_{t,n}\big)\big\} \qquad (6\text{-}10)$$

上下级智能体 Agent$_1$、Agent$_2$ 根据各自奖励，交替学习各自治疗策略，并利用事后经验回放机制[129]，最大限度地提高（患者）样本的利用效率。智能体 Agent$_1$ 和 Agent$_2$ 在不同的时间尺度上进行训练，参数更新周期为各智能体的学习周期。当疾病治疗决策周期 T_0 未终止且当前的短期治疗目标 g_t 未完成时，智能体 Agent$_2$ 更新网络参数 θ_2；而当短期治疗目标已完成时，智能体 Agent$_1$ 更新网络参数 θ_1。智能体 Agent$_1$ 和 Agent$_2$ 在各自的学习周期内分别计算智能体网络损失函数 $L_1(\theta_1)$ 和 $L_2(\theta_2)$，具体可以分别按照下面方式计算得到

$$L_1(\theta_1)=E_{s,a,r,s'\sim D_1}\left[r+\gamma_1\max_{a'\in A}\big\{Q_1(s',a',\theta_1')\big\}-Q_1(s,a,\theta_1)\right]^2 \qquad (6\text{-}11)$$

$$L_2(\theta_2)=E_{o,g,a,f,o',g'\sim D_2}\left[f+\gamma_2\max_{g'\in G}\big\{Q_2\big((o',g'),a',\theta_2'\big)\big\}-Q_2\big((o,g),a,\theta_2\big)\right]^2 \qquad (6\text{-}12)$$

其中，D_1 和 D_2 分别为智能体 Agent$_1$、Agent$_2$ 的经验池。

在参数更新过程中，智能体 Agent$_1$、Agent$_2$ 通过计算误差损失函数的梯度，分别更新各自的网络参数 θ_1 和 θ_2，具体可以分别按照下面方式进行参数更新：

$$\theta_i\leftarrow\theta_i-\alpha_i\nabla_{\theta_i}L_i(\theta_i),\quad i=1,2 \qquad (6\text{-}13)$$

其中，α_i 为智能体 Agent$_i$（$i=1,2$）的梯度下降步长，即神经网络的学习率。

6.4　多智能体层级合作的多疾病连续治疗决策模型实验结果分析

6.4.1　多智能体层级合作的多疾病连续治疗决策模型实验环境与参数

1）实验环境与参数设置

本章实验环境与第 5 章一致，实验数据被划分为 80% 的训练集和 20% 的测试集。MSD-MHC 模型的智能体网络结构相同，但由于两个智能体的学习任务不同，智能体个体策略相异，因此它们的网络参数设置如贪婪率、贴现率和学习率也有一定的区别，但是上下级智能体的经验采样批量大小 B_1、B_2 和经验池大小 D_1、D_2设置相同。MSD-MHC 模型的参数设置如表 6-1 所示。

表 6-1　MSD-MHC 模型的参数设置

参数名	参数符号	设定值
Agent$_1$ 贪婪率	ε_1	0.85
Agent$_2$ 贪婪率	ε_2	0.90
Agent$_1$ 贴现率	γ_1	0.95
Agent$_2$ 贴现率	γ_2	0.90
Agent$_1$ 学习率	α_1	0.001
Agent$_2$ 学习率	α_2	0.001
治疗目标阈值	η	20
步长成本	c	0.01
经验采样批量大小	B	64
经验池大小	D	5000

在 MSD-MHC 模型学习前期，为了鼓励智能体探索更多的动作，MSD-MHC模型的初始贪婪率较小，因为前期 MSD-MHC 模型还处于探索阶段，学到的有效经验策略有限。在对每位患者的诊疗序列学习完成后，MSD-MHC 模型的贪婪率将会从 0.1 开始以 0.001 的速度增量提升，直到表 6-1 中设定的最大值。

2）目标空间处理

MSD-MHC 模型的下级智能体 Agent$_2$ 的观察建模与第 5 章的 NL-M2D 模型一致。由于糖尿病肾病患者治疗的关键在于控制血糖浓度，糖尿病肾病治疗的长期目标是提高患者的生存概率、降低死亡率，而糖尿病肾病治疗的短期目标是控制患者的血糖浓度。因此，在 MSD-MHC 模型中，上级智能体 Agent$_1$ 的动作空间由不同的血糖浓度目标组成。根据数据集中患者血糖浓度的范围和临床医疗中糖尿病肾病患者可接受的血糖浓度，按照区间聚合的方式，对血糖浓度范围进行离散化处理。于是，得到目标空间为 70~1000mg/dL、步长为 10mg/dL 的血糖浓度离散化划分结果，上级智能体 Agent₁ 的目标空间包含 93 个可选子目标。

6.4.2 多智能体层级合作的多疾病连续治疗策略学习

1）MSD-MHC 模型的训练损失

MSD-MHC 模型的训练损失如图 6-5 所示。尽管在训练初期，MSD-MHC 模型的训练损失急剧增加，但随着训练的不断进行，整体损失先快速增长，然后缓慢下降，最后趋于平缓。这表明，MSD-MHC 模型达到收敛。由于 MSD-MHC 模型的贪婪率会随训练次数逐渐上升，在前期会有较大概率选择非最优动作，因此动作价值函数不稳定。与 NL-M2D 模型训练损失函数不同的是：MSD-MHC 模型的训练损失函数波动更大。这是由于 MSD-MHC 模型是采用独立学习式的多智能体强化学习算法进行训练，智能体之间的策略相互影响，导致训练损失出现不稳定波动，但波动幅度也随训练次数呈下降趋势，表明 MSD-MHC 模型已经收敛。

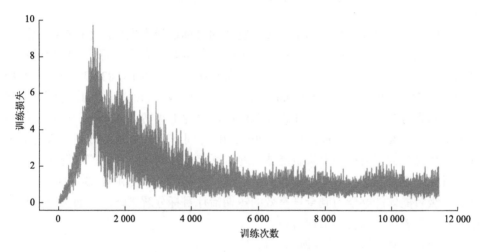

图 6-5 MSD-MHC 模型的训练损失

2）MSD-MHC 模型的目标血糖浓度

在 MSD-MHC 模型中，上级智能体分解的目标血糖浓度如图 6-6 所示，其中横坐标表示上级智能体确定的不同目标血糖浓度，纵坐标表示选择不同目标血糖浓度的次数。

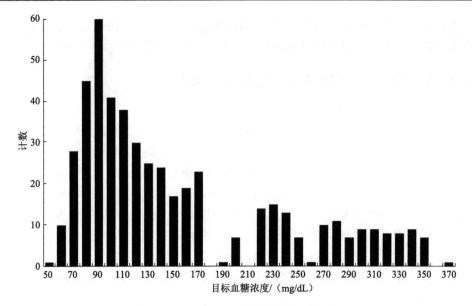

图 6-6　MSD-MHC 模型的目标血糖浓度

从图 6-6 中可以看出，由于上级智能体的目标选择不受正常血糖浓度范围的限制，因此目标血糖浓度不完全在正常范围，甚至有较大比例的子目标超过正常血糖浓度的上限，因为在用于实验的糖尿病肾病患者群体中，82.57%的患者血糖浓度低于 70mg/dL 或远高于 110mg/dL。由于糖尿病肾病治疗的短期目标是把糖尿病肾病患者的血糖浓度维持在合理范围内，因此上级智能体倾向于选择较低的血糖浓度，主要集中在 70mg/dL 与 170mg/dL 之间，其中 90mg/dL 是上级智能体选择次数最多的子目标。上级智能体会通过逐步选择稍高或稍低的血糖浓度作为治疗目标，最终把血糖浓度调整至正常范围。结果表明，采用 MSD-MHC 模型训练的上级智能体能够学习到合理有效的短期治疗目标分解策略，从而实现控制糖尿病肾病患者血糖浓度的治疗目标。

3）MSD-MHC 模型的奖励与死亡率

MSD-MHC 模型的外部环境奖励、患者死亡率和下级智能体对短期治疗目标的完成率之间的关系，如图 6-7 所示。

在 MSD-MHC 模型下糖尿病肾病患者死亡率最低可降至 0.81%，下级智能体对短期治疗目标的完成率最高可达 76.98%。这说明，内在激励机制在平衡长、短期治疗目标方面发挥显著作用。随着 MSD-MHC 模型迭代次数的增加，累计外部环境奖励逐渐增加，糖尿病肾病患者死亡率将逐渐降低，同时下级智能体的治疗目标完成率也越来越高。累计贴现外部奖励与糖尿病肾病患者死亡率之间呈负相关关系，而与下级智能体的治疗目标完成率之间呈正相关关系。由于下级智能体

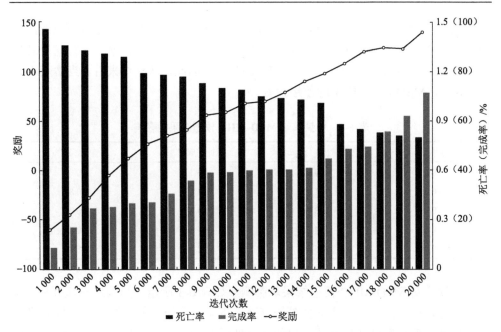

图 6-7　MSD-MHC 模型的外部环境奖励、患者死亡率和下级智能体对短期治疗
目标的完成率之间的关系

在探索实现短期治疗目标的用药策略时存在一个步长成本，探索的次数越多，下级智能体受到的内部奖励将越少。因此，下级智能体在学习过程中存在短期治疗目标完成率增长不明显的情况。

结果表明，MSD-MHC 模型的奖励机制对上下级智能体的学习都是有效的，能够成功引导智能体学习实现各自治疗目标的策略，较好地实现降低糖尿病肾病患者死亡率和维持糖尿病肾病患者血糖浓度的治疗目标。从对 MSD-MHC 模型的治疗目标完成率和患者死亡率的分析来看，MSD-MHC 模型在长期治疗目标和短期治疗目标之间实现了平衡，既能够降低糖尿病肾病患者的死亡率，也能够逐渐完成短期治疗目标，这说明，内在激励机制的设计对 MSD-MHC 模型的学习是有效的。

4）MSD-MHC 模型的参数分析

在实际的 MSD-MHC 模型实验中，对应参数设置为各智能体在训练过程中的最佳取值。为便于分析强化学习的相关参数对 MSD-MHC 模型结果的影响，把上下级两个智能体的学习参数设为相同，即 $\varepsilon_1 = \varepsilon_2$、$\gamma_1 = \gamma_2$。贪婪率表示智能体选择最佳动作的概率，贪婪率并不是越大越好，强化学习需要在贪婪和探索之间寻求平衡。

贪婪率对 MSD-MHC 模型结果的影响，如表 6-2 所示。当血糖浓度超出正常范围的上限时，血糖浓度越低，对应的贪婪率取值越好。下级智能体的短期治疗目标完成率越高，越有利于 MSD-MHC 模型整体的策略学习。糖尿病肾病患者死亡率越低，则说明 MSD-MHC 模型的表现越好。因此，从整体来看，当贪婪率设为 0.8 时，MSD-MHC 模型的效果最好。

表 6-2　贪婪率对 MSD-MHC 模型结果的影响

贪婪率 ε_1	血糖浓度/（mg/dL）	目标完成率/%	死亡率/%
0.5	139.97	63.30	0.96
0.6	141.90	64.10	0.89
0.7	148.71	64.64	0.92
0.8	134.61	65.10	0.85
0.9	135.59	62.66	1.09

贴现率对 MSD-MHC 模型结果的影响，如表 6-3 所示。当贴现率从 0.5 增加至 0.7 时，糖尿病肾病患者的血糖浓度随之下降，下级智能体的治疗目标完成率随之增加，糖尿病肾病患者死亡率随之降低[130]。当 $\gamma_1 = 0.7$ 时，MSD-MHC 模型的下级智能体的治疗目标完成率最高，MSD-MHC 模型策略下的整体血糖浓度和糖尿病肾病患者死亡率最低。当贴现率从 0.7 增加至 0.9 时，糖尿病肾病患者的血糖浓度逐渐上升，下级智能体的治疗目标完成率较低，糖尿病肾病患者死亡率较高。因此，当贴现率取值为 0.7 时，MSD-MHC 模型的整体疾病治疗效果最好，治疗目标完成率也最高。

表 6-3　贴现率对 MSD-MHC 模型结果的影响

贴现率 γ_1	血糖浓度/（mg/dL）	目标完成率/%	死亡率/%
0.5	138.97	64.43	0.94
0.6	138.72	64.04	0.82
0.7	135.52	65.56	0.79
0.8	140.33	61.93	1.18
0.9	142.58	63.74	1.03

6.4.3　多智能体层级合作强化学习模型的离线评估与对比分析

1）多种强化学习模型的死亡率对比分析

由于 MSD-MHC 模型的长期治疗目标是降低患者死亡率，改善患者的生存状态，因此，本节针对临床医生、单智能体强化学习模型和 MSD-MHC 模型的疾病治疗策略,分别对比分析实验患者的平均死亡率和死亡率标准差,如表 6-4 所示。

表 6-4 不同疾病治疗策略下实验患者平均死亡率及死亡率标准差

模型	平均死亡率/%	死亡率标准差/%
MSD-MHC	0.91	0.07
DQN	10.71	1.92
Double DQN	11.86	1.69
Dueling DQN	9.24	1.43
临床医生	22.21	15.15

从表 6-4 的对比情况来看,MSD-MHC 模型的疾病治疗策略下糖尿病肾病患者死亡率最低,为 0.91%,低于所有基准模型的疾病治疗策略下糖尿病肾病患者死亡率。这说明,MSD-MHC 模型能够学习到合理有效的疾病治疗策略。从糖尿病肾病患者死亡率的标准差来看,MSD-MHC 模型的标准差也是最低的,也说明,MSD-MHC 模型的疾病治疗策略稳健性较好。但是对第 5 章的 NL-M2D 模型而言,MSD-MHC 模型的疾病治疗策略下患者死亡率较 NL-M2D 模型稍高。不过,这两种模型的疾病治疗策略下患者死亡率的差距并不大。由此可见,经过治疗目标分解方法和内在激励机制的设计,MSD-MHC 模型在治疗糖尿病肾病患者方面的效果显著。

2)多种强化学习模型的血糖浓度对比分析

由于 MSD-MHC 模型的短期治疗目标是维持糖尿病肾病患者的血糖浓度在 70~110 mg/dL,因此本节针对临床医生、单智能体强化学习模型和 MSD-MHC 模型的不同治疗策略,对比实验患者的平均血糖浓度和血糖浓度标准差,如表 6-5 所示。

表 6-5 不同疾病治疗策略下实验患者平均血糖浓度及血糖浓度标准差

模型	平均血糖浓度/(mg/dL)	血糖浓度标准差/(mg/dL)
MSD-MHC	138.38	2.67
DQN	168.23	1.52
Double DQN	169.06	1.32
Dueling DQN	167.70	1.02
临床医生	168.47	67.60

从表 6-5 中可以看出，在 MSD-MHC 模型的疾病治疗策略下，尽管糖尿病肾病患者的血糖浓度标准差较基准模型的稍高，但是糖尿病肾病患者的平均血糖浓度最低，为 138.38mg/dL。这说明，由上级智能体学习制定血糖浓度目标，引导下级智能体进行治疗用药决策的治疗目标分解方法是有效的，并且上下级智能体的指导与合作的学习模式优于三种单智能体的 DQN 模型、Double DQN 模型和 Dueling DQN 模型，无论是在降低糖尿病肾病患者死亡率方面，还是在维持糖尿病肾病患者血糖浓度方面，按照多智能体合作学习的方式获得的糖尿病肾病治疗效果总是比单智能体的糖尿病肾病治疗效果好[131]。

虽然与 NL-M2D 模型相比，MSD-MHC 模型的血糖浓度较高，但是它是由短期血糖浓度目标引导而进行治疗策略学习，使治疗后的糖尿病肾病患者血糖浓度逐步靠近正常血糖浓度，所以在 MSD-MHC 模型的治疗用药策略下，糖尿病肾病患者血糖浓度的标准差更低。结合 MSD-MHC 模型在降低患者死亡率和维持患者血糖浓度方面的表现来看，智能体层级合作的治疗目标分解方法和内在激励机制的设计能够有效实现多疾病连续治疗中长、短期治疗目标的平衡。

参 考 文 献

[1] Meng T, Jing X, Yan Z, et al. A survey on machine learning for data fusion[J]. Information Fusion, 2020, 57: 115-129.

[2] Ray S. A quick review of machine learning algorithms[R]. Faridabad: 2019 International Conference on Machine Learning, Big Data, Cloud and Parallel Computing, 2019.

[3] Rajkomar A, Dean J, Kohane I. Machine learning in medicine[J]. New England Journal of Medicine, 2019, 380(14): 1347-1358.

[4] Brogaard J, Zareei A. Machine learning and the stock market[J]. Journal of Financial and Quantitative Analysis, 2022, 58(4): 1431-1472.

[5] Luan H, Tsai C-C. A review of using machine learning approaches for precision education[J]. Educational Technology & Society, 2021, 24(1): 250-266.

[6] Sharma N, Sharma R, Jindal N. Machine learning and deep learning applications: a vision[J]. Global Transitions Proceedings, 2021, 2(1): 24-28.

[7] Hornik K, Stinchcombe M, White H. Multilayer feedforward networks are universal approximators[J]. Neural Networks, 1989, 2(5): 359-366.

[8] LeCun Y, Bengio Y, Hinton G. Deep learning[J]. Nature, 2015, 521(7553): 436-444.

[9] Fanta H, Shao Z W, Ma L Z. SiTGRU: single-tunnelled gated recurrent unit for abnormality detection[J]. Information Sciences, 2020, 524: 15-32.

[10] Vaswani A, Shazeer N, Parmar N, et al. Attention is all you need[R]. Long Beach: The 31st International Conference on Neural Information Processing Systems, 2017.

[11] Chowdhary K R. Intelligent agents[C]//Chowdhary K R. Fundamentals of Artificial Intelligence. New Delhi: Springer, 2020: 471-505.

[12] Kim J, Im I. Anthropomorphic response: understanding interactions between humans and artificial intelligence agents[J]. Computers in Human Behavior, 2023, 139(11): 107512.

[13] Franklin S, Graesser A. Is it an agent, or just a program?: a taxonomy for autonomous agents[C]//Müller J P, Wooldridge M J, Jennings N R. Intelligent Agents III Agent Theories, Architectures, and Languages. Berlin: Springer, 1997: 21-35.

[14] Sutton R S, Barto A G. Reinforcement Learning: An Introduction[M]. 2nd ed. London: The MIT Press, 2018.

[15] Escandell-Montero P, Chermisi M, Martinez-Martinez J M, et al. Optimization of anemia treatment in hemodialysis patients via reinforcement learning[J]. Artificial Intelligence in Medicine, 2014, 62(1): 47-60.

[16] Padmanabhan R, Meskin N, Haddad W M. Reinforcement learning-based control of drug

dosing for cancer chemotherapy treatment[J]. Mathematical Biosciences, 2017, 293: 11-20.

[17] Raghu A, Komorowski M, Singh S. Model-based reinforcement learning for sepsis treatment[EB/OL]. https://arxiv.org/abs/1811.09602[2024-06-12].

[18] Foerster J, Farquhar G, Afouras T, et al. Counterfactual multi-agent policy gradients[R]. New Orleans: AAAI Conference on Artificial Intelligence, 2018.

[19] Lowe R, Wu Y, Tamar A, et al. Multi-agent actor-critic for mixed cooperative-competitive environments[R]. Long Beach: The 31st International Conference on Neural Information Processing Systems, 2017.

[20] Wei E, Wicke D, Freelan D, et al. Multiagent soft Q-learning[R]. California: 2018 AAAI Spring Symposium Series, 2018.

[21] Wang H, Wang X, Zhang X, et al. Effective service composition using multi-agent reinforcement learning[J]. Knowledge-Based Systems, 2016, 92: 151-168.

[22] Lee H-R, Lee T. Multi-agent reinforcement learning algorithm to solve a partially-observable multi-agent problem in disaster response[J]. European Journal of Operational Research, 2021, 291(1): 296-308.

[23] Kasseroller K, Thaler F, Payer C, et al. Collaborative multi-agent reinforcement learning for landmark localization using continuous action space[R]. Virtual Event: Information Processing in Medical Imaging, 2021.

[24] Li T, Wang Z, Lu W, et al. Electronic health records based reinforcement learning for treatment optimizing[J]. Information Systems, 2022, 104: 101878.

[25] Wong A, Bäck T, Kononova A V, et al. Deep multiagent reinforcement learning: challenges and directions[J]. Artificial Intelligence Review, 2022, 56(6): 5023-5056.

[26] Mnih V, Kavukcuoglu K, Silver D, et al. Human-level control through deep reinforcement learning[J]. Nature, 2015, 518(7540): 529-533.

[27] Hasselt H V, Guez A, Silver D. Deep reinforcement learning with double Q-learning[R]. Phoenix: National Conference on Artificial Intelligence, 2016.

[28] 田生湖, 陈渝. 我国电子健康档案研究进展与挑战[J]. 中华医院管理杂志, 2021, 37(1): 63-68.

[29] Shickel B, Tighe P, Bihorac A, et al. Deep EHR: a survey of recent advances in deep learning techniques for electronic health record (EHR) analysis[J]. IEEE Journal of Biomedical and Health Informatics, 2018, 22(5): 1589-1604.

[30] Jabali A K, Waris A, Khan D I, et al. Electronic health records: three decades of bibliometric research productivity analysis and some insights[J]. Informatics in Medicine Unlocked, 2022, 29: 100872.

[31] 任冠华. 电子健康档案概念解析及标准化现状分析[J]. 医学信息学杂志, 2015, 36(1): 14-18.

[32] Gunter T D, Terry N P. The emergence of national electronic health record architectures in the United States and Australia: models, costs, and questions[J]. Journal of Medical Internet

Research, 2005, 7(1): e3.

[33] 孙玉珍, 吴彧一, 方毅. 电子健康档案研究进展综述[J]. 中国医疗设备, 2019, 34(5): 156-159.

[34] 糜泽花, 钱爱兵. 智慧医疗发展现状及趋势研究文献综述[J]. 中国全科医学, 2019, 22(3): 366-370.

[35] Cerchione R, Centobelli P, Riccio E, et al. Blockchain's coming to hospital to digitalize healthcare services: designing a distributed electronic health record ecosystem[J]. Technovation, 2023, 120: 102480.

[36] Sun X, Douiri A, Gulliford M. Applying machine learning algorithms to electronic health records predicted pneumonia after respiratory tract infection[J]. Journal of Clinical Epidemiology, 2022, 145: 154-163.

[37] Alghatani K, Ammar N, Rezgui A, et al. Predicting intensive care unit length of stay and mortality using patient vital signs: machine learning model development and validation[J]. JMIR Medical Informatics, 2021, 9(5): e21347.

[38] Ye J, Yao L, Shen J, et al. Predicting mortality in critically ill patients with diabetes using machine learning and clinical notes[J]. BMC Medical Informatics and Decision Making, 2020, 20: 295.

[39] Si Y, Du J, Li Z, et al. Deep representation learning of patient data from electronic health records (EHR): a systematic review[J]. Journal of Biomedical Informatics, 2021, 115: 103671.

[40] Che Z, Purushotham S, Khemani R, et al. Interpretable deep models for ICU outcome prediction[R]. New York: American Medical Informatics Association Annual Symposium, 2016.

[41] Devarriya D, Gulati C, Mansharamani V, et al. Unbalanced breast cancer data classification using novel fitness functions in genetic programming[J]. Expert Systems with Applications, 2020, 140: 112866.

[42] Xu Z, Shen D, Nie T, et al. A hybrid sampling algorithm combining M-SMOTE and ENN based on random forest for medical imbalanced data[J]. Journal of Biomedical Informatics, 2020, 107: 103465.

[43] Lipton Z C. The mythos of model interpretability[J]. Communications of the ACM, 2018, 61(10): 36-43.

[44] Mohammed S H, Habtewold T D, Birhanu M M, et al. Neighbourhood socioeconomic status and overweight/obesity: a systematic review and meta-analysis of epidemiological studies[J]. BMJ Open, 2019, 9(11): e028238.

[45] Laupland K B, Edwards F, Ramanan M, et al. Reconciling the obesity paradox: obese patients suffer the highest critical illness associated mortality rates[J]. Journal of Critical Care, 2021, 66: 75-77.

[46] Rudin C. Stop explaining black box machine learning models for high stakes decisions and use interpretable models instead[J]. Nature Machine Intelligence, 2019, 1(5): 206-215.

[47] Labrinidis A, Jagadish H V. Challenges and opportunities with big data[J]. Proceedings of the VLDB Endowment, 2012, 5(12): 2032-2033.

[48] 孔祥维, 唐鑫泽, 王子明. 人工智能决策可解释性的研究综述[J]. 系统工程理论与实践, 2021, 41(2): 524-536.

[49] Johnson A E W, Pollard T J, Shen L, et al. MIMIC-III, a freely accessible critical care database[J]. Scientific Data, 2016, 3(1): 160035.

[50] 唐蓉, 石兰萍, 魏莹莹, 等. 非计划性转入 ICU 患者转入前 MEWS 与 ICU 住院时长及死亡情况的相关性分析[J]. 护理实践与研究, 2022, 19(2): 179-183.

[51] Lipton Z C, Kale D C, Elkan C, et al. Learning to diagnose with LSTM recurrent neural networks[R]. San Juan: The 4th International Conference on Learning Representations, 2015.

[52] Ahmad F S, Ali L, Raza-Ul-Mustafa, et al. A hybrid machine learning framework to predict mortality in paralytic ileus patients using electronic health records (EHRs)[J]. Journal of Ambient Intelligence and Humanized Computing, 2021, 12(2): 3283-3293.

[53] Ghorbani R, Ghousi R, Makui A, et al. A new hybrid predictive model to predict the early mortality risk in intensive care units on a highly imbalanced dataset[J]. IEEE Access, 2020, 8: 141066-141079.

[54] Caicedo-Torres W, Gutierrez J. ISeeU: visually interpretable deep learning for mortality prediction inside the ICU[J]. Journal of Biomedical Informatics, 2019, 98: 103269.

[55] Nguyen H M, Cooper E W, Kamei K. Borderline over-sampling for imbalanced data classification[J]. International Journal of Knowledge Engineering and Soft Data Paradigms, 2011, 3(1): 4-21.

[56] 姚潇, 李可, 余乐安. 非平衡样本下基于生成对抗网络过抽样技术的公司债券违约风险预测研究[J]. 系统工程理论与实践, 2022, 42(10): 2617-2634.

[57] 杨莲, 石宝峰. 基于 Focal Loss 修正交叉熵损失函数的信用风险评价模型及实证[J]. 中国管理科学, 2022, 30(5): 65-75.

[58] Harutyunyan H, Khachatrian H, Kale D C, et al. Multitask learning and benchmarking with clinical time series data[J]. Scientific Data, 2019, 6: 96.

[59] Rajkomar A, Oren E, Chen K, et al. Scalable and accurate deep learning with electronic health records[J]. NPJ Digital Medicine, 2018, 1: 18.

[60] He J, Baxter S L, Xu J, et al. The practical implementation of artificial intelligence technologies in medicine[J]. Nature Medicine, 2019, 25(1): 30-36.

[61] Topol E J. High-performance medicine: the convergence of human and artificial intelligence[J]. Nature Medicine, 2019, 25(1): 44-56.

[62] Mittelstadt B. Principles alone cannot guarantee ethical AI[J]. Nature Machine Intelligence, 2019, 1(11): 501-507.

[63] Holliday D, Wilson S, Stumpf S. User trust in intelligent systems: a journey over time[R]. California: The 21st International Conference on Intelligent User Interfaces, 2016.

[64] Khan P, Kader M F, Islam S M R, et al. Machine learning and deep learning approaches for

brain disease diagnosis: principles and recent advances[J]. IEEE Access, 2021, 9: 37622-37655.

[65] Sendak M, Elish M C, Gao M, et al. "The human body is a black box": supporting clinical decision-making with deep learning[R]. Barcelona: 2020 Conference on Fairness Accountability and Transparency, 2020.

[66] Liang Y, Li S, Yan C, et al. Explaining the black-box model: a survey of local interpretation methods for deep neural networks[J]. Neurocomputing, 2021, 419: 168-182.

[67] Dwivedi R, Dave D, Naik H, et al. Explainable AI (XAI): core ideas, techniques and solutions[J]. ACM Computing Surveys, 2022, 55(9): 1-33.

[68] Gao W, Pei Y, Liang H, et al. Multimodal AI system for the rapid diagnosis and surgical prediction of necrotizing enterocolitis[J]. IEEE Access, 2021, 9: 51050-51064.

[69] Zheng Y, Zheng Y C, Suehiro D, et al. Top-rank convolutional neural network and its application to medical image-based diagnosis[J]. Pattern Recognition, 2021, 120: 108138.

[70] Vasiljeva I, Arandjelović O. Diagnosis prediction from electronic health records using the binary diagnosis history vector representation[J]. Journal of Computational Biology: A Journal of Computational Molecular Cell Biology, 2017, 24(8): 767-786.

[71] 张涛, 郝晓玲, 张玥杰, 等. 基于 BP-AsymBoost 的医疗诊断模型[J]. 系统工程理论与实践, 2017, 37(6): 1654-1664.

[72] Zhang K, Liu C, Duan X, et al. BERT with enhanced layer for assistant diagnosis based on Chinese obstetric EMRs[R]. Shanghai: 2019 International Conference on Asian Language Processing, 2019.

[73] Gangavarapu T, Krishnan G S, Kamath S S, et al. FarSight: long-term disease prediction using unstructured clinical nursing notes[J]. IEEE Transactions on Emerging Topics in Computing, 2021, 9(3): 1151-1169.

[74] Mullenbach J, Wiegreffe S, Duke J, et al. Explainable prediction of medical codes from clinical text[R]. Louisiana: 2018 Conference of the North American Chapter of the Association for Computational Linguistics: Human Language Technologies, 2018.

[75] Latif J, Xiao C, Tu S, et al. Implementation and use of disease diagnosis systems for electronic medical records based on machine learning: a complete review[J]. IEEE Access, 2020, 8: 150489-150513.

[76] 杜军, 郭慧敏, 曾昭宇, 等. 基于 R 的 Apriori 算法在超长住院患者信息挖掘中的应用[J]. 中国病案, 2016, 17(12): 52-54.

[77] Huang J, Osorio C, Sy L W. An empirical evaluation of deep learning for ICD-9 code assignment using MIMIC-III clinical notes[J]. Computer Methods and Programs in Biomedicine, 2019, 177: 141-153.

[78] Wu Y, Zeng M, Fei Z, et al. KAICD: a knowledge attention-based deep learning framework for automatic ICD coding[J]. Neurocomputing, 2022, 469: 376-383.

[79] Jayasimha A, Gangavarapu T, Kamath S S, et al. Deep neural learning for automated diagnostic code group prediction using unstructured nursing notes[R]. Hyderabad: CoDS-COMAD 2020:

7th ACM IKDD CoDS and 25th COMAD, 2020.

[80] Song H, Rajan D, Thiagarajan J J, et al. Attend and diagnose: clinical time series analysis using attention models[R]. Louisiana: Thirty-Second AAAI Conference on Artificial Intelligence, 2018.

[81] Nguyen V, Huynh V, Sriboonchitta S. Integrating community context information into a reliably weighted collaborative filtering system using soft ratings[J]. IEEE Transactions on Systems, Man and Cybernetics: Systems, 2020, 50(4): 1318-1330.

[82] Rajput K, Chetty G, Davey R. Risk factors identification for heart disease in unstructured dataset using deep learning approach[R]. Beijing: 2019 International Conference on Data Mining Workshops, 2019.

[83] 陈希, 张文博, 张美霞, 等. 基于患者多源融合行为信息的智能化诊断决策方法[J/OL]. http://kns.cnki.net/kcms/detail/11.2835.G3.20221108.1412.008.html [2024-06-26].

[84] Miotto R, Wang F, Wang S, et al. Deep learning for healthcare: review, opportunities and challenges[J]. Briefings in Bioinformatics, 2018, 19(6): 1236-1246.

[85] Tejedor M, Woldaregay A Z, Godtliebsen F. Reinforcement learning application in diabetes blood glucose control: a systematic review[J]. Artificial Intelligence in Medicine, 2020, 104: 101836.

[86] Pal R, Banerjee M, Yadav U, et al. Clinical profile and outcomes in COVID-19 patients with diabetic ketoacidosis: a systematic review of literature[J]. Diabetes & Metabolic Syndrome: Clinical Research & Reviews, 2020, 14(6): 1563-1569.

[87] Bothe M K, Dickens L, Reichel K, et al. The use of reinforcement learning algorithms to meet the challenges of an artificial pancreas[J]. Expert Review of Medical Devices, 2013, 10(5): 661-673.

[88] Man C D, Micheletto F, Lv D, et al. The UVA/Padova type 1 diabetes simulator: new features[J]. Journal of Diabetes Science and Technology, 2014, 8(1): 26-34.

[89] Fox I, Wiens J. Reinforcement learning for blood glucose control: challenges and opportunities[R]. California: ICML 2019 Workshop Reinforcement Learning for Real Life, 2019.

[90] Raghu A, Komorowski M, Celi L A, et al. Continuous state-space models for optimal sepsis treatment: a deep reinforcement learning approach[R]. Massachusetts: Machine Learning for HealthCare Conference, 2017.

[91] Weng W H, Gao M W, He Z, et al. Representation and reinforcement learning for personalized glycemic control in septic patients[R]. Long Beach: The 31st Annual Conference on Neural Information Processing Systems Workshop on Machine Learning for Health, 2017.

[92] Xiao C, Choi E, Sun J. Opportunities and challenges in developing deep learning models using electronic health records data: a systematic review[J]. Journal of the American Medical Informatics Association, 2018, 25(10): 1419-1428.

[93] Castellini J, Oliehoek F A, Savani R, et al. The representational capacity of action-value

networks for multi-agent reinforcement learning[R]. Richland: The 18th International Conference on Autonomous Agents and MultiAgent, 2019.

[94] Son K, Kim D, Kang W J, et al. QTRAN: learning to factorize with transformation for cooperative multi-agent reinforcement learning[R]. California: The 36th International Conference on Machine Learning, 2019.

[95] Sunehag P, Lever G, Gruslys A, et al. Value-decomposition networks for cooperative multi-agent learning based on team reward[R]. Stockholm: The 17th International Conference on Autonomous Agents and MultiAgent Systems, 2018.

[96] Witte H, Nakas C, Bally L, et al. Machine learning prediction of hypoglycemia and hyperglycemia from electronic health records: algorithm development and validation[J]. JMIR Formative Research, 2022, 6(7): e36176.

[97] Cameron F J, Garvey K, Hood K K, et al. ISPAD clinical practice consensus guidelines 2018: diabetes in adolescence[J]. Pediatric Diabetes, 2018, 19(S27): 250-261.

[98] Lapolla A, Amaro F, Bruttomesso D, et al. Diabetic ketoacidosis: a consensus statement of the Italian Association of Medical Diabetologists (AMD), Italian Society of Diabetology (SID), Italian Society of Endocrinology and Pediatric Diabetoloy (SIEDP)[J]. Nutrition, Metabolism and Cardiovascular Diseases, 2020, 30(10): 1633-1644.

[99] Ramphul K, Joynauth J. An update on the incidence and burden of diabetic ketoacidosis in the U.S.[J]. Diabetes Care, 2020, 43(12): e196-e197.

[100] Liu Y, Logan B, Liu N, et al. Deep reinforcement learning for dynamic treatment regimes on medical registry data[R]. Park City: 2017 IEEE International Conference on Healthcare Informatics, 2017.

[101] Scrucca L, Fop M, Murphy T B. Mclust 5: clustering, classification and density estimation using gaussian finite mixture models[J]. The R Journal, 2016, 8(1): 289-317.

[102] Vidyasagar K, Chandrasekar B, Chhabra M, et al. Efficacy and safety of commonly used insulin analogues in the treatment of diabetic ketoacidosis: a Bayesian indirect treatment comparison[J]. Clinical Therapeutics, 2020, 42(8): e115-e139.

[103] Kurzer K, Bitzer M, Zollner J M. Learning reward models for cooperative trajectory planning with inverse reinforcement learning and monte carlo tree search[R]. Aachen: 2022 IEEE Intelligent Vehicles Symposium, 2022.

[104] Zhu T, Li K, Kuang L, et al. An insulin bolus advisor for type 1 diabetes using deep reinforcement learning[J]. Sensors, 2020, 20(18): 5058.

[105] Zhu T, Li K, Herrero P, et al. Basal glucose control in type 1 diabetes using deep reinforcement learning: an insilico validation[J]. IEEE Journal of Biomedical and Health Informatics, 2020, 25(4): 1223-1232.

[106] Khazai N B, Hamdy O. Inpatient diabetes management in the twenty-first century[J]. Endocrinology and Metabolism Clinics of North America, 2016, 45(4): 875-894.

[107] Watkins C, Christopher J, Dayan P. Q-learning[J]. Machine Learning, 1992, 8(3): 279-292.

[108] Wang Z, Schaul T, Hessel M, et al. Dueling network architectures for deep reinforcement learning[R]. New York: The 33rd International Conference on Machine Learning, 2016.

[109] Woldaregay A Z, Årsand E, Walderhaug S, et al. Data-driven modeling and prediction of blood glucose dynamics: machine learning applications in type 1 diabetes[J]. Artificial Intelligence in Medicine, 2019, 98: 109-134.

[110] Pratiwi C, Mokoagow M I, Kshanti I A M, et al. The risk factors of inpatient hypoglycemia: a systematic review[J]. Heliyon, 2020, 6(5): e03913.

[111] Syed M, Syed S, Sexton K, et al. Application of machine learning in intensive care unit (ICU) settings using MIMIC dataset: systematic review[J]. Informatics, 2021, 8(1): 16.

[112] Rashid T, Farquhar G, Peng B, et al. Weighted QMIX: expanding monotonic value function factorisation for deep multi-agent reinforcement learning[R]. Vancouver: The 34th International Conference on Neural Information Processing Systems, 2020.

[113] Jeon J, Leimbigler P J, Baruah G, et al. Predicting glycaemia in type 1 diabetes patients: experiments in feature engineering and data imputation[J]. Journal of Healthcare Informatics Research, 2020, 4(1): 71-90.

[114] Khan F A, Zeb K, Alrakhami M, et al. Detection and prediction of diabetes using data mining: a comprehensive review[J]. IEEE Access, 2021, 9: 43711-43735.

[115] Anand R S, Stey P, Jain S, et al. Predicting mortality in diabetic ICU patients using machine learning and severity indices[J]. AMIA Joint Summits on Translational Science Proceedings, 2018, 2017: 310-319.

[116] Noaro G, Cappon G, Vettoretti M, et al. Machine-learning based model to improve insulin bolus calculation in type 1 diabetes therapy[J]. IEEE Transactions on Biomedical Engineering, 2021, 68(1): 247-255.

[117] Lopez-Martinez D, Eschenfeldt P, Ostvar S, et al. Deep reinforcement learning for optimal critical care pain management with morphine using dueling double-deep Q networks[R]. Berlin: 2019 41st Annual International Conference of the IEEE Engineering in Medicine and Biology Society, 2019.

[118] Liu Z, Ji L, Jiang X, et al. A deep reinforcement learning approach for type 2 diabetes mellitus treatment[R]. Oldenburg: 2020 IEEE International Conference on Healthcare Informatics, 2020.

[119] Myhre J N, Launonen I K, Wei S, et al. Controlling blood glucose levels in patients with type 1 diabetes using fitted Q-iterations and functional features[R]. Aalborg: The 28th IEEE International Workshop on Machine Learning for Signal Processing, 2018.

[120] Daskalaki E, Diem P, Mougiakakou S G. Model-free machine learning in biomedicine: feasibility study in type 1 diabetes[J]. Plos One, 2016, 11(7): e0158722.

[121] Yang Y, Luo R, Li M, et al. Mean field multi-agent reinforcement learning[R]. Stockholm: The 35th International Conference on Machine Learning, 2018.

[122] Wang L, Zhang W, He X, et al. Supervised reinforcement learning with recurrent neural

network for dynamic treatment recommendation[R]. London: The 24th ACM SIGKDD International Conference on Knowledge Discovery & Data Ming, 2018.

[123] Ha D, Dai A M, Le Q V. HyperNetworks[R]. Toulon: International Conference on Learning Representations, 2017.

[124] Johnson A E W, Bulgarelli L, Shen L, et al. MIMIC-IV, a freely accessible electronic health record dataset[J]. Scientific Data, 2023, 10(1): 1.

[125] Goldberger A L, Amaral L A, Glass L, et al. PhysioBank, PhysioToolkit, and PhysioNet: components of a new research resource for complex physiologic signals[J]. Circulation, 2000, 101(23): e215-e220.

[126] Li D, Mei H, Shen Y, et al. ECharts: a declarative framework for rapid construction of web-based visualization[J]. Visual Informatics, 2018, 2(2): 136-146.

[127] Rietz F, Magg S, Heintz F, et al. Hierarchical goals contextualize local reward decomposition explanations[J]. Neural Computing and Applications, 2022, 35(23): 16693-16704.

[128] Sutton R S, Precup D, Singh S. Between MDPs and semi-MDPs: a framework for temporal abstraction in reinforcement learning[J]. Artificial Intelligence, 1999, 112(1/2): 181-211.

[129] Andrychowicz M, Wolski F, Ray A, et al. Hindsight experience replay[R]. New York: The 31st International Conference on Neural Information Processing Systems, 2017.

[130] 张倩. 基于多智能体强化学习的多疾病连续治疗策略研究[D]. 成都: 电子科技大学, 2023.

[131] 李天皓. 基于医疗电子记录的 ICU 患者死亡风险预测与疾病诊疗算法研究[D]. 成都: 电子科技大学, 2024.